Petra Köser

Hilfen zur Befunderhebung/Arbeitsdiagnostik

herausgegeben von
Ulrike Marotzki | Christiane Mentrup | Peter Weber

gefördert durch

DVE
Deutscher Verband Ergotherapie

Die Autorin

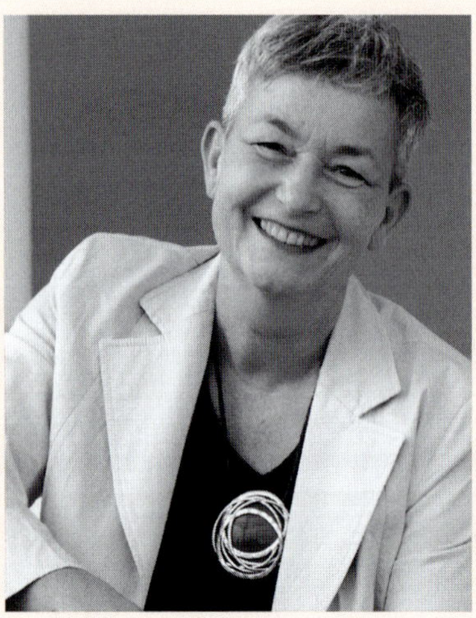

Petra Köser
ist seit 1984 Ergotherapeutin und blickt auf langjährige Erfahrung in der psychiatrischen, arbeitsbezogenen Ergotherapie zurück. 11 Jahre lang leitete sie den Fachausschuss Arbeit & Rehabilitation des DVE. Seit 1997 bildete sie zahlreiche Ergotherapeut:innen mit dem Schwerpunkt Arbeit und Rehabilitation aus. Zuletzt an der ETOS Ergotherapieschule in Osnabrück. Petra Köser ist Mitherausgeberin des Buches: *Produktivität und Teilhabe am Arbeitsleben – Arbeitstherapie, Arbeitsrehabilitation, Gesundheitsförderung.*

Petra Köser

Hilfen zur Befunderhebung/Arbeitsdiagnostik

Schulz-Kirchner Verlag

Bibliografische Information der Deutschen Nationalbibliothek
Die Deutsche Nationalbibliothek verzeichnet diese Publikation in der Deutschen Nationalbibliografie; detaillierte bibliografische Daten sind im Internet über http://dnb.d-nb.de abrufbar.

Besuchen Sie uns im Internet: www.schulz-kirchner.de

7., überarbeitete Auflage 2024
6. Auflage 2021
5., überarbeitete Auflage 2019
4. Auflage 2015
3. Auflage 2013
2. Auflage 2010
1. Auflage 2008
ISBN 978-3-8248-0292-0
eISBN 978-3-8248-0791-8

Mollweg 2, D-65510 Idstein
Vertretungsberechtigte Geschäftsführer: Dr. Ullrich Schulz-Kirchner, Martina Schulz-Kirchner
Lektorat: Doris Zimmermann
Titelfotos: Archiv Deutscher Verband der Ergotherapeuten e. V.
Druck und Bindung: Medienhaus Plump, Rolandsecker Weg 33, 53619 Rheinbreitbach
Printed in Germany

Inhalt

Vorwort zur Reihe

Die Reihe ERGOTHERAPEUTISCHE ARBEITSHILFEN der EDITION VITA ACTIVA steht ergotherapeutischen Befunderhebungsinstrumenten offen, die im deutschen Sprachraum entwickelt wurden. Sie sollen bereits einen Erprobungsprozess in einer ergotherapeutischen Abteilung durchlaufen haben und über ein ausgearbeitetes Handbuch verfügen. Hiermit ist erstens gewährleistet, dass eine gründliche und strukturierte Einarbeitung und Durchführung im ergotherapeutischen Kontext und durch Berufsangehörige möglich sind. Zweitens ist so eine wichtige Voraussetzung gegeben, diese Instrumente einem fortlaufenden systematischen Entwicklungs-, Erprobungs- und Validierungsprozess zu unterziehen.

Ein wichtiges Kennzeichen der in diese Reihe aufgenommenen Instrumente ist, sie bauen auf ergotherapeutisches und interdisziplinäres Wissen auf, welches die jeweiligen Fachbereiche hier in Deutschland fundiert. Zudem repräsentieren sie bewährte Arbeitsweisen und Prozessschritte aus der ergotherapeutischen Befundung und Evaluation, z. B. Anamnese- und Reflexionsgespräche, Selbst- und Fremdbeobachtungen. Die in den Handbüchern beschriebenen systematischen Vorgehensweisen verdeutlichen, dass es sich um Instrumente handelt, die das Versuch-und-Irrtum-Stadium hinter sich gelassen haben, auch wenn ihnen die wissenschaftliche Überprüfung noch fehlt.

Die Reihe der EDITION VITA ACTIVA repräsentiert mit den in ihr erscheinenden Assessments, Befunderhebungsinstrumenten und Programmen einen bestimmten Entwicklungsschritt im Professionalisierungsprozess ergotherapeutischer Praxis: die Einsicht in die Notwendigkeit terminologischer Genauigkeit sowie standardisierter und wissenschaftlich überprüfter Vorgehensweisen. Insgesamt will VITA ACTIVA hiermit einen Beitrag zum kritischen Umgang mit Erhebungsinstrumenten und zur Qualitätssicherung ergotherapeutischer Maßnahmen leisten. Nachfolgend werden Validierungsstudien der in dieser Reihe erschienenen Instrumente erforderlich sein und hoffentlich auch angeregt.

Erst gut validierte Instrumente, von denen es bisher noch zu wenige gibt, werden langfristig dazu beitragen, dass auch die deutschsprachige Ergotherapie bspw. im Rahmen größerer Forschungsprojekte ihren genuinen Beitrag zu Therapie-, Rehabilitations- und Präventionserfolgen evident nachweisen kann.

Die Herausgeber
Ulrike Marotzki, Christiane Mentrup, Peter Weber

Vorwort

Das Ermitteln und Trainieren der sozioemotionalen und instrumentellen Arbeitsfähigkeiten ist Ziel ergotherapeutischen Handelns in der Therapie und Rehabilitation psychisch Kranker und Behinderter.
Grundlage für dieses Handeln sind die von Elaine und John Cumming beschriebenen Arbeitsfähigkeiten, die von Christiane Haerlin in einem anschaulichen mehrfach modifizierten Kreisbild dargestellt wurden. Das Arbeitsdiagnostische Zentrum des Niedersächsischen Landeskrankenhauses Osnabrück, deren Aufbau Petra Köser viele Jahre mitgestaltete, hat einige Begriffe des Arbeitsfähigkeitenkreises an die von ‚MELBA' (Merkmalprofile zur Eingliederung Leistungsgewandelter in Arbeit) entwickelten Merkmalprofile angepasst.

Damit Begriffe in der therapeutischen Arbeit genutzt werden können, müssen sie sowohl für die Therapeuten als auch für die Betroffenen verständlich definiert sein.
Definitionen werden durch das Aufstellen von Kriterien zu einem unerlässlichen Befundinstrument und führen somit außerdem zu einer „gemeinsamen Sprache", die für eine qualitätssichernde ergotherapeutische Arbeit von Bedeutung ist.

Dieses Buch, das Petra Köser vorrangig zu Ausbildungszwecken erarbeitet hat, beschreibt die einzelnen Arbeitsfähigkeiten und ordnet sie bestimmten Kriterien zu. Es erfüllt die oben aufgestellten Forderungen und ist somit nicht nur für Schüler und Schülerinnen der Ergotherapie wichtig und wertvoll, sondern auch für die in der Praxis Tätigen.

Kirsten Köhler
(ehemals Ltd. Ergotherapeutin im Nds. Landeskrankenhaus Osnabrück, jetzt Ameos Klinikum Osnabrück)

Bio-psycho-soziales Modell der ICF*

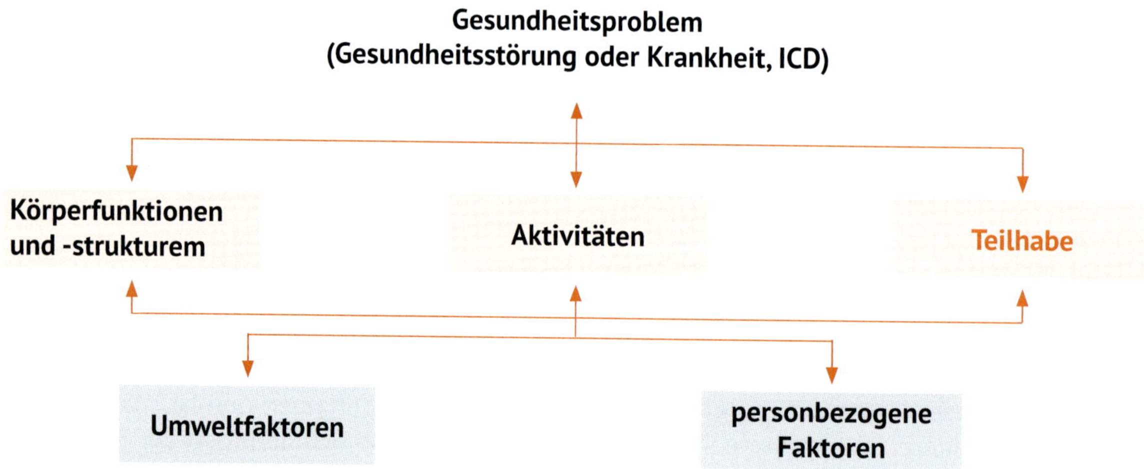

Körperfunktionen und -strukturen und Aktivitäten …	Umweltfaktoren und personbezogene Faktoren	Hinweis
… wurden in den *Hilfen zur Befunderhebung/Arbeitsdiagnostik* jeder Arbeitsfähigkeit als Empfehlung aus den Codes der Konzepte der Funktionen und der Aktivitäten zugeordnet. Dabei steht der Buchstabe **„b"** vor dem numerischen Code für „body-function" = Körperfunktionen. Der Buchstabe **„d"** für „daily activities" = Aktivitäten und Partizipation (Teilhabe)	Die Kontextfaktoren der ICF sind in den jedem Item zugeordneten „möglichen Fragestellungen", den „Vorschlägen zu Beobachtungssituationen" und innerhalb der Skalierung berücksichtigt. Bei einigen Merkmalen wird gesondert auf eine ggf. notwendige Einordnung und Dokumentation innerhalb der personbezogenen Kontextfaktoren verwiesen.	Auch wenn es jetzt schon möglich ist, viele für die Arbeitswelt bedeutsame Fähigkeiten über die ICF einzuordnen und zu dokumentieren, „… reichen die in der ICF in ihrer derzeit gültigen Fassung enthaltenen Items für eine umfassende detaillierte Beschreibung der Arbeitswelt, der diesbezüglich relevanten Fähigkeiten, Kompetenzen und Kontextfaktoren … noch nicht vollständig aus" (BAR 2016, S. 27–28). Empfohlen wird in diesem Zusammenhang ein pragmatischer Umgang mit der ICF, die eine eigenständige Ergänzung, z. B. durch die Nutzung des Codes „anders bezeichnet", am jeweiligen Ende des Kapitels vorsieht. In den *Hilfen zur Befunderhebung/Arbeitsdiagnostik* wird an einigen Stellen auf diese Möglichkeit verwiesen.

* Die deutschsprachige Übersetzung der ICF (Internationale Klassifikation der Funktionsfähigkeit, Behinderung und Gesundheit, Stand Oktober 2005) können Sie beim DIMDI online recherchieren (www.dimdi.de), als PDF (inhaltsgleich mit der Buchausgabe) herunterladen oder als Buchausgabe kostenpflichtig bestellen.

Einleitung

Die „Hilfen zur Befunderhebung/Arbeitsdiagnostik“ entstanden aus den Erfahrungen meiner Tätigkeit als Lehrkraft und Praxisanleiterin in der Ausbildung von Ergotherapeut:innen. Dieses Instrument soll es erleichtern, die Brücke zwischen Theorie und Praxis der Arbeitsdiagnostik zu schlagen.
Die „Hilfen zur Befunderhebung/Arbeitsdiagnostik” orientieren sich an den Merkmalen des Arbeitsfähigkeitenkreises des Arbeitsdiagnostischen Zentrums im Nds. Landeskrankenhaus Osnabrück (heute Ameos-Klinikum Osnabrück).
Die vorliegende Ausarbeitung erhebt nicht den Anspruch eines standardisierten Assessments, sie ist deshalb auch nicht als profilgebendes Verfahren zu nutzen. Die Beschreibungen der Merkmalsausprägung dienen lediglich der sichereren Einschätzung einer vorhandenen Stärke oder Grenze der Arbeitsfähigkeiten.

Über spezifische Fragestellungen werden Gedankengänge angestoßen und die gezielte, strukturierte Beobachtung angeregt. Vorschläge zur Methodik helfen, den diagnostischen Rahmen auszuschöpfen oder zu erweitern.

Anhand von definierten Merkmalen, dazugehörigen gestaffelten Beispielen und Einschätzungskriterien gelingt die Zuordnung sicherer. Die Ausformulierung in Befund, Dokumentation und Zielsetzung wird unterstützt. Querverweise helfen, eventuelle Überschneidungen und Zusammenhänge zu erkennen.

Der Einsatz der Arbeitshilfe erfolgt vorwiegend in Abteilungen der arbeitsbezogenen Ergotherapie der Psychiatrie, der Suchthilfe oder im Rahmen von Berufsbildungsbereichen innerhalb und außerhalb der Werkstätten für behinderte Menschen.
Zahlreiche Rückmeldungen von Kolleginnen und Kollegen aus ganz verschiedenen arbeitstherapeutischen und -rehabilitativen Tätigkeitsfeldern bestätigen die vielfältigen Nutzungsmöglichkeiten auch jenseits der Ergotherapie.
Für eine vollständigere Befunderhebung sollten die vorliegenden Merkmale u. U. in ihren Unteraspekten, je nach Art und Schwere der Beeinträchtigungen, ergänzt werden, z. B. durch eine differenzierte Diagnostik der motorischen Fähigkeiten[1].

In der 5. Auflage wurden alle Items mit relevanten Hinweisen auf eine mögliche Einordnung in die Klassifikation der ICF (Internationale Klassifikation der Funktionsfähigkeit, Behinderung und Gesundheit) ergänzt, um auch den Anforderungen einer modernen ICF-orientierten Arbeitsdiagnostik zu entsprechen. Oft lassen sich die Erkenntnisse zu Arbeitsfähigkeiten auf mehrere Beurteilungsmerkmale der ICF beziehen. Diese finden sich in den Konzepten der „Funktionen“ und „Aktivitäten und Teilhabe (Partizipation)“ wieder. Die beschriebenen Hinweise sind in diesem Sinne als Vorschläge zu verstehen.

Petra Köser

1 Zum Beispiel über das Assessment „MELBA+Mai“ sinnvoll.

Zeichenerklärung

↑	Entspricht einer überdurchschnittlichen Fähigkeit, einer klaren Stärke, einer konstant hervorragenden Leistung
↗	Entspricht einer ausgeprägten Fähigkeit, einer Stärke, einer gelegentlich hervorragenden Leistung
→	Entspricht einer durchschnittlichen oder schwankenden Fähigkeit, einer noch adäquaten Leistung
↘	Entspricht einer eingeschränkten Fähigkeit, einer deutlichen Schwäche, die Verbesserungen notwendig macht
↓	Entspricht einer stark eingeschränkten Fähigkeit, Probleme, die eine Verbesserung erfordern
b	Komponente b (bodyfunctions): Körperfunktionen (ICF-Kategorie)
d	Komponente d („domain“): Aktivitäten und Partizipation (ICF-Kategorie)

Arbeitsfähigkeiten

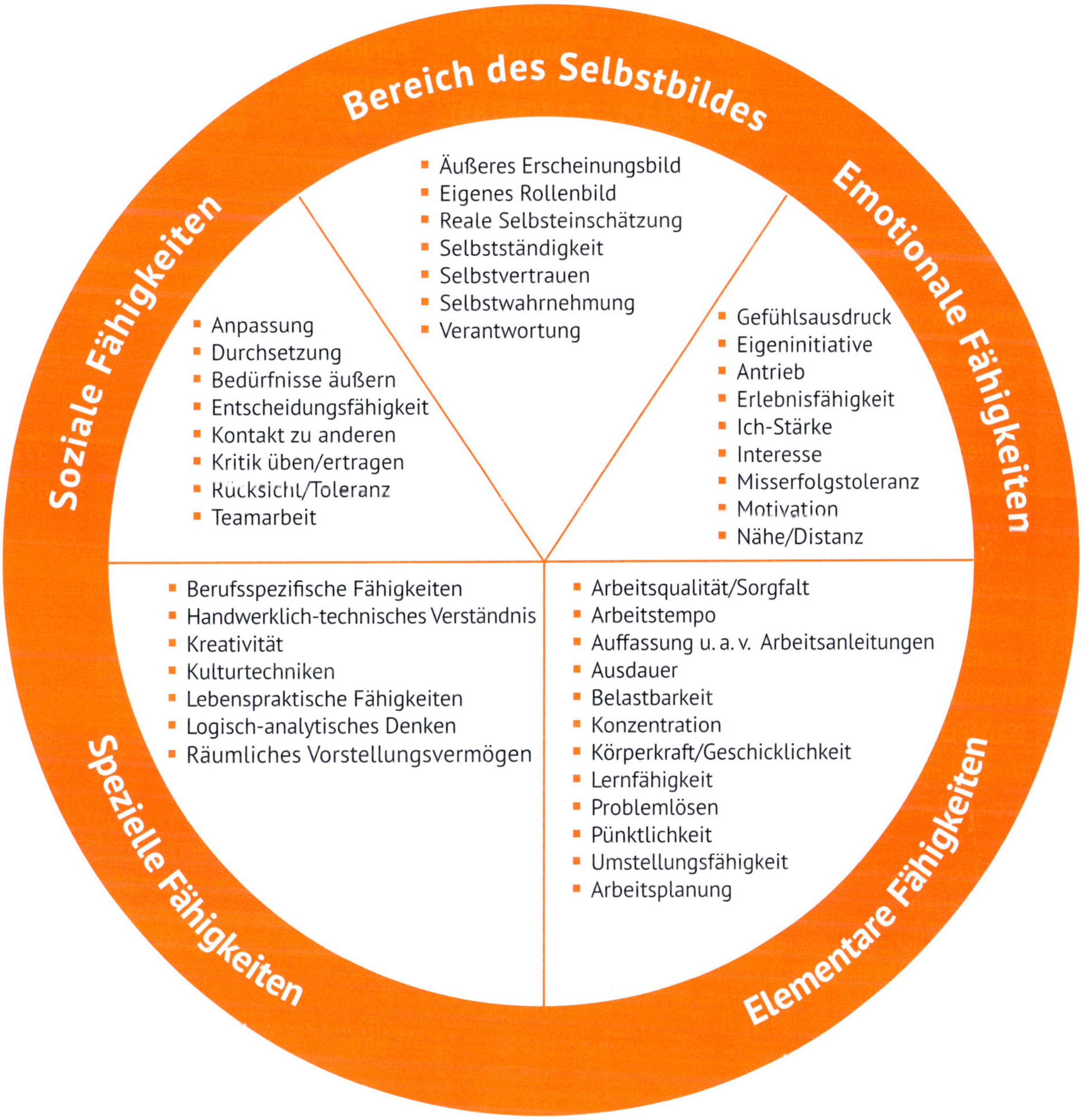

ADZ/Nds. Landeskrankenhaus Osnabrück 1998 (modifiziert nach C. Haerlin/Cumming u. Cumming)

Tab. 1: Mögliche ICF-Einordnung der Merkmale des Arbeitsfähigkeitenkreises

	Item	Mögliche Einordnung auf Funktionsebene			Mögliche Einordnung auf Aktivitätenebene	
		Globale mentale Funktionen (b110-b139)	Spezifische mentale Funktionen (b140-b189)	Weitere Funktionsbereiche	1 Lernen und Wissensanwendung	2 Allgemeine Aufgaben und Anforderungen
Elementare Fähigkeiten	Arbeitsqualität/Sorgfalt	b1262				d210, d220
	Arbeitstempo	b130	b1470			
	Auffassung u.a. von Arbeitsanleitungen		b140, b144, b167		d166, d160	
	Ausdauer	b1300	b1400			d210
	Belastbarkeit			b740		d240
	Konzentration		b140		d160	
	Körperkraft/ Geschicklichkeit			b730, b760		
	Lernfähigkeit		b144		d155	
	Problemlösen		b1646		d175	
	Pünktlichkeit		b1642			
	Umstellungsfähigkeit		b1643			d220
	Arbeitsplanung		b1641			d210, d220
Spezielle Fähigkeiten	Berufsspezifische Fähigkeiten					
	Handwerklich-technisches Verständnis				d179	
	Kreativität		b1649		d163	
	Kulturtechniken		b172, b16700, b16701	b399	d166, d170, d172	
	Lebenspraktische Fähigkeiten					
	Logisch-analytisches Denken		b160, b164			
	Räumliches Vorstellungsvermögen		b1565, b1640			

→ Weitere Vorschläge zur Einordnung finden Sie unter den jeweiligen Items im Buch.

3	4	5	6	7	8	9
Kommunikation	**Mobilität**	**Selbstversorgung**	**Häusliches Leben**	**Interpersonelle Interaktionen und Beziehungen**	**Bedeutende Lebensbereiche**	**Gemeinschafts-, soziales und staatsbürgerliches Leben**
d310						
					d850, d855	
	d449					
					d839, d859	
			d6403			
d330						
	d499	d599	d6409			

	Item	Mögliche Einordnung auf Funktionsebene			Mögliche Einordnung auf Aktivitätenebene	
		Globale mentale Funktionen (b110-b139)	Spezifische mentale Funktionen (b140-b189)	weitere Funktionsbereiche	1 Lernen und Wissensanwendung	2 Allgemeine Aufgaben und Anforderungen
Soziale Fähigkeiten	Anpassung	b122				
	Durchsetzung	b1266, b1300				
	Bedürfnisse äußern	b130	b1800			
	Entscheidungsfähigkeit		b1645		d177	
	Kontakt zu anderen					
	Kritik ertragen/üben					
	Rücksicht/Toleranz					
	Teamarbeit					d2103, d2203
Selbstbild	Äußeres Erscheinungsbild*					
	Eigenes Rollenbild					
	Reale Selbsteinschätzung*		b180			
	Selbstständigkeit		b164			d2102, d2202
	Selbstvertrauen		b1266			
	Selbstwahrnehmung		b180			
	Verantwortung					d2400
Emotionale Fähigkeiten	Gefühlsausdruck		b152			
	Eigeninitiative	b1300	b164			d2102, d2202
	Antrieb	b1300				
	Erlebnisfähigkeit		b152			
	Ich-Stärke*	b11420				
	Interesse*	b1264, b130				
	Misserfolgstoleranz*	b1268				
	Motivation*	b1301				
	Nähe und Distanz					

* Bei diesen Items empfiehlt es sich, über eine Dokumentation unter den Aspekten der **„personbezogenen Kontextfaktoren“** nachzudenken. Sie sind auf funktioneller oder aktivitätenbezogener Ebene nicht vollständig erfassbar.

3 Kommuni-kation	4 Mobilität	5 Selbst-versorgung	6 Häusliches Leben	7 Interperso-nelle Inter-aktionen und Beziehungen	8 Bedeutende Lebens-bereiche	9 Gemein-schafts-, soziales und staats-bürgerliches Leben
				d720		
				d720		
				d710, d7104		
d329, d349, d350				d710		
				d7103		
				d7102		
		d510, d520, d540				
				d740	d845, d850, d855	
					d859	
				d7202		
						d920
				d7105, d7204		

Elementare Fähigkeiten

Arbeitsqualität/Sorgfalt

Definition:
Arbeitsqualität/Sorgfalt beschreibt die Fähigkeit, Arbeiten ordentlich, gewissenhaft auszuführen und ein einwandfreies Ergebnis zu erzielen.

Unter diesem Begriff sind u. U. auch folgende Unterpunkte oder Querverweise zu berücksichtigen: Konzentration, Arbeitsplanung, Auffassung, Arbeitstempo, Geschicklichkeit, kritische Kontrolle, Ordnungsbereitschaft

Mögliche ICF-Einordnung:
Die Fähigkeit, Arbeiten qualitativ sorgfältig auszuführen und abzuschließen, lässt sich über die ICF in funktionellen Merkmalen oder in Beurteilungsmerkmalen der Ebene der Aktivitäten und Teilhabe erfassen und beschreiben, z. B.
- **b1262 Gewissenhaftigkeit** als mentale Funktion.

Die Zuordnung auf Ebene der Aktivitäten und Teilhabe ist z. B. möglich über
- **d210 Eine Einzelaufgabe übernehmen** oder **d220 Mehrfachaufgaben übernehmen.** Der Aspekt: umsichtig die Arbeit zu organisieren, zu überwachen und zu einem Abschluss zu kommen, ist hier enthalten.

Kriterien zur Beurteilung/Diagnostik/Befundung

↑	Erreicht auch bei komplexen Aufgaben die Vorgabe in sehr guter Qualität, arbeitet sehr achtsam und gewissenhaft, die Qualität der Arbeit ist beständig
↗	Arbeitet achtsam und sorgfältig nach Vorgabe, erreicht eine gute Qualität, meistens beständig
→	Arbeitet hinreichend sorgfältig, kleinere Nachlässigkeiten oder Abweichungen von der Vorlage ohne größere Qualitätseinbußen des Endergebnisses
↘	Muss häufiger zur Sorgfalt angehalten werden, arbeitet nachlässig, beachtet u. U. die Vorlage nicht und erreicht ohne Hilfestellung nicht die geforderte Qualität bei komplexen Aufgaben, einfache Arbeiten werden noch akzeptabel erledigt, kann wichtige Aspekte berücksichtigen, wenn diese klar vorgegeben sind
↓	Arbeitet ohne Umsicht, nicht gewissenhaft, keine Übereinstimmung zwischen Vorgabe und Ergebnis, auch bei einfachen Aufgaben muss der Arbeitsprozess begleitet werden, um zu einem akzeptablen Ergebnis zu gelangen

Mögliche Fragestellungen, die bei der Befundung hilfreich sein können:
- Ist die Arbeitsqualität konstant oder z. B. von Art der Aufgabenstellung abhängig?
- Sind Verbesserungen am Arbeitsergebnis erforderlich?
- Beeinflusst das Arbeitstempo die Qualität?
- Wurden die Anforderungen an zu erreichende Qualitätsnormen deutlich vermittelt und verstanden?
- Ist der Sorgfaltsanspruch realistisch gesetzt und erreichbar?
- Wird die Qualität der Arbeit im Prozess selbstständig überprüft?
- Arbeitet die Person umsichtig, um Fehler in der Arbeit zu vermeiden?
- Reichen die vorhandenen Fähigkeiten, z. B. die feinmotorische Geschicklichkeit, um die geforderte Qualität zu erreichen?
- Hat die Gestaltung des Arbeitsplatzes Auswirkungen auf die Qualität des Ergebnisses?
- Wie sorgfältig ist der Umgang mit Materialien und Werkzeugen?
- Verbessert die Vorgabe eindeutiger Normen die Arbeitsqualität?
- Werden Arbeitsergebnisse selbstständig (realistisch) bewertet?
- Werden Hilfsmittel zur Qualitätskontrolle genutzt?
- Wie hoch ist die Ordnungsbereitschaft?

- ____________________
- ____________________
- ____________________

Fähigkeiten oder Defizite in diesem Bereich lassen sich beispielsweise in folgenden Situationen gut beobachten oder befunden:
- Arbeitsplatzgestaltung und Einhaltung von Ordnung am Arbeitsplatz beobachten
- Arbeiten nach Modell oder klaren Maßangaben und Toleranzen
- Arbeiten nach schriftlichen Vorlagen mit Einhalten von Vorgaben, z. B. der Reihenfolge
- Bearbeiten einer Aufgabe mit Zeitvorgabe
- Mehrere gleiche Werkstücke als Arbeitsauftrag
- Erarbeiten z. B. einer Montagearbeit in Teilschritten
- Arbeiten, die besondere Sorgfalt erfordern: z. B. Einhaltung von Hygienevorschriften, fragile Materialien, wertvolle Materialien
- Übernahme von Qualitätskontrolle in Fertigungsprozessen

- ____________________
- ____________________
- ____________________

Arbeitstempo

Definition:
Arbeitstempo beschreibt die Geschwindigkeit, mit der bestimmte Aufgaben in einem vorgegebenen Zeitraum erledigt werden können.

Unter diesem Begriff sind u. U. auch folgende Unterpunkte oder Querverweise zu berücksichtigen: Geschwindigkeitskonstanz, Modifikation/Variabilität des Tempos, Reaktionsgeschwindigkeit, Ausdauer, Konzentration, Selbstständigkeit

Mögliche ICF-Einordnung:
Die Fähigkeit, ein angemessenes Arbeitstempo zu erreichen, ist von verschiedenen Faktoren abhängig und lässt sich über die ICF in mentalen funktionellen Merkmalen oder in Beurteilungsmerkmalen der Ebene der Aktivitäten und Teilhabe erfassen und beschreiben, z. B.

- **b130 Funktionen der psychischen Energie und des Antriebs** hier insbesondere *b1300 Ausmaß der psychischen Energie* und *b1304 Impulskontrolle.*
- **b1470 Psychomotorische Kontrolle** beschreibt die Regulation von Tempo und Reaktionszeit auf psychischer wie motorischer Ebene.
- *d2303 Das eigene Aktivitätsniveau handhaben* bezieht sich auf die angemessene Durchführung alltäglicher Routinen.

Kriterien zur Beurteilung/Diagnostik/Befundung

↑	Überdurchschnittlich, konstantes Tempo, modifiziert das Tempo entsprechend den Anforderungen der Tätigkeit immer angemessen
↗	Das Tempo wird angemessen und flexibel gestaltet, arbeitet gleichmäßig
→	Wechselndes Arbeitstempo, der Tätigkeit nicht immer angemessen, wird beeinflusst durch die Art der Aufgabenstellung
↘	Arbeitet langsam, ineffektiv und ungleichmäßig, häufig der Tätigkeit nicht angemessen oder überhastetes Handeln mit Auswirkungen auf das Arbeitsergebnis
↓	Arbeitet extrem langsam, schleppend oder viel zu schnell, kann das Tempo der Tätigkeit nicht anpassen

Mögliche Fragestellungen, die bei der Befundung hilfreich sein können:

- Können Auftragsarbeiten termingerecht erledigt werden?
- Ist das Tempo abhängig von der Art der Aufgabenstellung (z. B. Monotonie/Abwechslung)?
- Schwankt das Arbeitstempo bedingt durch z. B. eine schlechte Konzentration oder Ablenkung?
- Kann ein Tempo gleichmäßig gehalten werden?
- Gibt es einen direkten Zusammenhang zwischen Interessen und dem Arbeitstempo?
- Inwieweit beeinflusst der Antrieb das Tempo?
- Welche Schwierigkeiten/Defizite haben Einfluss (z. B. Motorik, Verständnis, Wahrnehmung, strukturierte Vorgehensweise ...)?
- Leidet die Qualität aufgrund des Arbeitstempos?
- Wie lange kann die Arbeit in einem bestimmten Tempo ausgeführt werden?
- Kann das Arbeitstempo im Verlauf der Aufgabe variabel angepasst werden?

- ______________________________
- ______________________________
- ______________________________

Fähigkeiten oder Defizite in diesem Bereich lassen sich beispielsweise in folgenden Situationen gut beobachten oder befunden:

- Ausführen und Beobachten einer Arbeitsaufgabe (gleichförmiger oder komplexer Charakter)
- Durchführung einer termingerechten Auftragsarbeit
- Teilnahme an fraktionierten Arbeitsabläufen z. B. in einer Montagegruppe (Hand-in-Hand-Arbeit)
- Durchführung serieller Arbeiten
- Gezielte Verhaltensbeobachtung in verschiedenen Handlungsphasen
- Aufgaben mit eher feinmotorischen oder grobmotorischen Anforderungen

- ______________________________
- ______________________________
- ______________________________

Auffassung u. a. von Arbeitsanleitungen

Definition:
Auffassung ist die Fähigkeit, für die Arbeitsaufgabe notwendige Informationen aufnehmen, erkennen und verstehen zu können.

Unter diesem Begriff sind u. U. auch folgende Unterpunkte oder Querverweise zu berücksichtigen: Aufmerksamkeit, Konzentration, Merkfähigkeit, Tempo, Denken, Lesen, Einarbeitungszeit, Lernfähigkeit, Informationsaufnahme, Wissen

Mögliche ICF-Einordnung:
Neben zahlreichen Merkmalen der mentalen Funktionen können hier Leistungsmerkmale aus dem Bereich der Aktivitäten und Teilhabe eine Rolle spielen, z. B.

- Mentale Funktionen: **b140 Funktionen der Aufmerksamkeit, b144 Funktionen des Gedächtnisses, b167 Kognitiv-sprachliche Funktionen** sind nach ICF Grundvoraussetzungen, um Informationen aufzunehmen und gesprochene oder geschriebene Sprache verstehen zu können.
- Kommunikation: **d310 Kommunizieren als Empfänger gesprochener Mitteilungen,** unter *d3152 Kommunizieren als Empfänger von Zeichnungen und Fotos* berücksichtigt die ICF auch die Arbeitsanleitung über bildliche Medien und Zeichnungen.
- Wissensanwendung: **d166 Lesen** bezieht sich auf das Erfassen und Interpretieren von Texten und Anweisungen, **d160 Aufmerksamkeit fokussieren** meint die absichtsvolle Zuwendung z. B. bei der Arbeitsunterweisung und das bewusste Ausblenden von Störreizen.

Kriterien zur Beurteilung/Diagnostik/Befundung

↑	Erfasst sehr schnell, sicher und vollständig auch komplexe Arbeitsanweisungen in mündlicher wie schriftlicher Form, spontanes und sicheres Verständnis für Zusammenhänge, sammelt und merkt sich relevante Informationen
↗	Erfasst vollständig teilweise komplexe Arbeitsanweisungen in verschiedener Form, Zusammenhänge werden erkannt, behält Informationen
→	Erfasst nach Wiederholung oder mit Unterstützung Arbeitsanweisungen, erkennt nicht immer die Zusammenhänge, der Sinn der Aufgabe wird bei weniger komplexen Tätigkeiten problemlos erkannt, benutzt Hilfsmittel evtl. ineffektiv
↘	Erfasst nur einfache oder kleinschrittige Arbeitsanweisungen, nicht in jeder Form, benötigt u. U. lange, um Erklärungen zu verstehen und Zusammenhänge zu erkennen und ggf. nachzufragen, wählt keine oder inadäquate Hilfsmittel
↓	Arbeitsunterweisungen, -anleitungen werden auch nach mehrmaliger Wiederholung und unterstützenden Maßnahmen kaum verstanden und behalten, Unterweisung in sehr kleinen Sequenzen erforderlich, versteht einfache Anweisungen ohne Zeitdruck

Mögliche Fragestellungen, die bei der Befundung hilfreich sein können:

- In welchem Umfang und Tempo werden relevante Informationen gesammelt und zuverlässig behalten?
- Welche Form von Anleitungen, Medien wird gut verstanden?
- Wie viel Unterstützung ist im Handeln nach erfolgter Anleitung noch erforderlich?
- Wie viele Informationen, Aspekte können gleichzeitig aufgenommen werden? Wie stark muss die Informationsvermittlung sequenziert werden?
- Wie umfangreich darf eine Aufgabe sein?
- Werden komplexe Aufgaben in ihren Zusammenhängen erkannt?
- Wie viel Zeit benötigt die Person, um sich Informationen selbst zu erschließen?
- Werden Informationen unter Zeitdruck anders aufgefasst?
- Werden schriftliche Anleitungen in ihrer Bedeutung verstanden?
- Können Skizzen, technische Zeichnungen korrekt interpretiert werden?
- Welche Rolle spielt ggf. die Umgebung, z. B. Ablenkung, Lärm usw.?
- Werden arbeitsrelevante Signale erkannt und richtig interpretiert?
- Werden im Arbeitsverlauf zusätzliche Informationen benötigt, die über die anfängliche Instruktion hinausgehen?
- Muss an wichtigen Stellen erinnert werden?
- Werden Hilfsmittel methodisch effektiv genutzt?
- Wie schnell fragt die Person nach?
- ______________________________
- ______________________________
- ______________________________

Fähigkeiten oder Defizite in diesem Bereich lassen sich beispielsweise in folgenden Situationen gut beobachten oder befunden:

- Schriftliche und verbale Arbeitsanleitung (Arbeitsunterweisung, Instruktion)
- Arbeiten nach Skizzen, technischen Zeichnungen, Modellen, Abbildungen, Fotos usw.
- Arbeiten mit Leittexten
- Arbeitsaufgaben am PC, z. B. unter Zuhilfenahme von „Assistenten", handelsüblichen Anleitungen oder individuell gestalteten Anleitungen
- Lernprogramme für spezielle PC-Programme, z. B. für Word, Tipptrainer
- Kognitive Trainingsprogramme mit Anleitungstexten wie z. B. Cogpack®
- Einsatz von YouTube-Tutorials
- Erarbeiten einer Bedienungsanleitung
- Kochen nach Rezept
- Zusammenfügen von Bausätzen nach Anleitungen und Skizzen
- Anbieten von Hilfsmitteln zur „Wissensvermittlung", z. B. Fachbücher, Artikel, Broschüren
- ______________________________
- ______________________________
- ______________________________

Ausdauer

Definition:
Ausdauer ist die Fähigkeit, sich innerhalb eines Arbeitsabschnittes einer Arbeitsaufgabe stetig zuwenden zu können, auch wenn diese kaum variiert (MELBA) und über einen längeren Zeitraum ausgeführt wird.

Unter diesem Begriff sind u. U. auch folgende Unterpunkte oder Querverweise zu berücksichtigen: Motivation, Interesse, Gewohnheiten, Handlungsinitiation und -termination, Ablenkbarkeit, Über- oder Unterforderung, Frustrationstoleranz, Monotonie, körperliche Erschöpfung, Tagesform, Durchhaltevermögen

Mögliche ICF-Einordnung:

- **b1400 Daueraufmerksamkeit** beschreibt das Aufrechterhalten z. B. von Konzentration über eine geforderte Zeitspanne. Unter *b130 Funktionen der psychischen Energie und des Antriebs* findet sich **b1300 Ausmaß der psychischen Energie.**
- Im Konzept der Aktivitäten wird im Merkmal **d210 Eine Einzelaufgabe übernehmen** auch das Durchstehen und Abschließen einer Aufgabe benannt.

Kriterien zur Beurteilung/Diagnostik/Befundung

↑	Kann auch selten wechselnde, wenig motivierende anspruchslose Tätigkeiten über einen sehr langen Zeitraum stetig ausführen, erbringt die höchstmögliche Ausdauerleistung im gesetzten Rahmen
↗	Kann einzelne, wenig motivierende Tätigkeiten über einen langen Zeitraum hinweg ausführen, benötigt keine zusätzlichen Pausen oder wechselnde Tätigkeiten
→	Kann über einen längeren Zeitraum Arbeitsaufgaben ausführen und/oder benötigt gelegentlich einen Wechsel in der Aufgabenstellung und/oder Pausen
↘	Kann für kurze Zeit auch eher uninteressante Aufgaben ausführen, oder stark schwankendes Ausdauervermögen in Abhängigkeit zur Aufgabe, und/oder benötigt mehrere zusätzliche Pausen und/oder muss zu ausdauerndem Handeln angehalten werden
↓	Bedarf ständiger äußerer Motivation, um auch nur kurzfristig Aufgaben zu verfolgen, und/oder zeigt sich leicht ablenkbar und/oder benötigt häufig Pausen

Mögliche Fragestellungen, die bei der Befundung hilfreich sein können:

- Inwieweit beeinflusst der Charakter der Arbeit die Ausdauer?
- Wie ist die grundsätzliche Motivation?
- Gibt es Tagesschwankungen?
- Wie oft muss zu ausdauerndem Arbeiten aufgefordert werden?
- Wie lange am Stück kann jemand ohne Unterbrechung tätig sein?
- In welchen Situationen wird die Arbeit unterbrochen?
- Wie wird die Arbeit unterbrochen?
- Wie ist die Arbeitseffektivität zu beurteilen?
- Werden zusätzliche Pausen eingelegt?
- Werden Anleitende informiert, wenn Pausen eingeschoben werden?
- Wie werden Pausen gestaltet?
- Werden zu erwerbende Fertigkeiten ausdauernd geübt?
- ____
- ____
- ____

Fähigkeiten oder Defizite in diesem Bereich lassen sich beispielsweise in folgenden Situationen gut beobachten oder befunden:

- Verhaltensbeobachtung bei der Bewältigung von Aufgaben monotoner oder abwechslungsreicher Art
- Aufgabenstellungen mit zeitlichen Vorgaben
- Einhalten von gemeinsam erarbeiteten Tages- oder Wochenplänen
- Bewältigung von Aufgaben mit fraktioniertem oder seriellem Charakter
- Führen eines eigenen Arbeitstagebuchs mit Anzahl und Dauer der benötigten Pausen
- Arbeiten am PC, z. B. Eingabe in Tabellen, Tipptraining
- ____
- ____
- ____

Belastbarkeit

Definition:
Belastbarkeit ist die Aufrechterhaltung physischer, emotionaler wie kognitiver Leistungsfähigkeit.

Unter diesem Begriff sind u. U. auch folgende Unterpunkte oder Querverweise zu berücksichtigen: Anforderungen des Arbeitsplatzes, ergonomische Gestaltung, Antrieb, Motivation, Ausdauer, Arbeitstempo, Körperkraft, Bewältigungsstrategien, kognitive Fähigkeiten, Selbstkontrolle

Mögliche ICF-Einordnung:
Im Kapitel *Allgemeine Aufgaben und Anforderungen* der Klassifikation von Aktivitäten und Teilhabe findet sich

- **d240 Mit Stress und anderen psychischen Anforderungen umgehen.** In den Unterpunkten beinhaltet dies auch *d2400 Mit Verantwortung umgehen, d2401 Mit Stress umgehen* und *d2402 Mit Krisensituationen umgehen.*
- Für die Aspekte körperlicher Belastbarkeit bietet sich **b740 Funktionen der Muskelausdauer** an.
- In den Merkmalen **d850 Bezahlte Tätigkeit** und **d855 Unbezahlte Tätigkeit** des Kapitels *Arbeit und Beschäftigung* geht es um die Möglichkeit (und damit auch das Leistungsvermögen) zur Teilhabe an Arbeit in Voll- oder Teilzeit.

Kriterien zur Beurteilung/Diagnostik/Befundung

↑	Zeigt eine hohe Belastbarkeit über die gesamte Arbeitszeit, die Leistungsfähigkeit ist selbst unter erschwerten Bedingungen (Störfaktoren wie z. B. Lärm, Zeitdruck etc.) vorhanden, voll körperlich belastbar und/oder bewältigt auch emotionalen Stress und/oder kognitiv ausgesprochen leistungsfähig
↗	Zeigt eine gute Belastbarkeit, ein voller Arbeitstag wird bewältigt, u. U. leichte Leistungsschwankungen, die Qualität und Quantität der Arbeit bleiben jedoch weitgehend unbeeinträchtigt, zeigt in Teilbereichen eine besonders hohe Belastbarkeit und/oder in Teilbereichen leichte Schwächen
→	Zeigt stundenweise eine gute Belastbarkeit, kann Teilzeitarbeit leisten, um das Leistungsniveau zu halten, müssen vermehrt Pausen eingelegt werden, und/oder die Arbeit und der Arbeitsplatz müssen angepasst werden, und/oder zeigt zu Beginn gute Belastbarkeit/Leistungsfähigkeit, die schnell abnimmt, und/oder ist nicht in allen Aspekten belastbar
↘	Kurzfristig, stundenweise belastbar, Arbeit im geschützten Rahmen sinnvoll, ist nur in Teilbereichen leistungsfähig und/oder benötigt einen ausgesprochen individuellen Arbeitsplatz und/oder Unterstützung und/oder spezielle Aufgaben
↓	Nicht belastbar, bewältigt tagesstrukturierende Arbeit und Beschäftigung, zeigt eine stark schwankende Leistungsfähigkeit, ist nicht zu regelmäßiger, leistungsorientierter Arbeit fähig

Mögliche Fragestellungen, die bei der Befundung hilfreich sein können:

- Treten Leistungsschwankungen auf?
- Wie lange (konkrete Zeitangabe) ist die Person leistungsfähig?
- Welche Form von Aufgabenstellungen, Belastungen kann über einen längeren Zeitraum ausgeführt/bewältigt werden?
- Sind Störfaktoren relevant?
- Treten im Verlauf Veränderungen im Arbeitsverhalten auf? Z. B. Qualitätseinbußen, Arbeitstempo, Pausen o. Ä.
- Kann die Belastbarkeit durch Hilfestellungen oder ergonomische Maßnahmen erhöht werden?
- Ist die Belastbarkeit abhängig von äußeren Faktoren? Z. B. familiäre Konflikte, Sorgen o. Ä.
- Zeigt sich eine höhere Belastbarkeit in Einzel- oder Gruppenarbeit?
- Wie ist der Allgemeinzustand (z. B. Körperkraft, Konstitution) einzuschätzen?
- Tritt bei körperlicher Aktivität Erschöpfung ein?
- Tritt bei kognitiver Aktivität ein Abfall in der Leistungskurve ein?
- Wie viel emotionale Belastung wird im Arbeitsrahmen toleriert? Z. B. Übernahme von Verantwortung, Überforderung o. Ä.
- Welche Rollen werden im Arbeitszusammenhang eingenommen und wie belastend werden diese erlebt?
- Werden die eigenen Belastungsgrenzen rechtzeitig wahrgenommen?
- Welche Bewältigungsstrategien werden eingesetzt?

- ______________________________
- ______________________________
- ______________________________

Fähigkeiten oder Defizite in diesem Bereich lassen sich beispielsweise in folgenden Situationen gut beobachten oder befunden:

- Durchführung vorgegebener Arbeitsaufträge insbesondere auch in Bezug auf Menge und Zeit
- Auftragsarbeit für Kunden
- Serielle Fertigung mit Zeitlimit
- Aufgaben mit Verantwortung z. B. im Gruppenrahmen
- Kognitive Trainingsprogramme wie z. B. Cogpack®, mit der Möglichkeit, Leistungsprofile zu erstellen
- Körperlich anspruchsvolle Aufträge, z. B. grobe Sägearbeiten, Packarbeiten, Lageristik o. Ä.
- Steigerung der täglichen Arbeits- oder Therapiezeit
- Durchführung von Belastungserprobungen, Praktika

- ______________________________
- ______________________________
- ______________________________

Konzentration

Definition:
Konzentration ist die Fähigkeit, die Aufmerksamkeit bewusst auf Inhalte, die den eigenen Arbeitsvollzug unmittelbar betreffen, richten zu können (n. MELBA).

Unter diesem Begriff sind u. U. auch folgende Unterpunkte oder Querverweise zu berücksichtigen: Aufmerksamkeit der mittelbaren Arbeitsumgebung, Auffassung, Ablenkbarkeit, Volition, Maß der Anforderungen des Arbeitsplatzes, der Aufgabe

Mögliche ICF-Einordnung:

- *Spezifische mentale Funktionen:* **b140 Funktionen der Aufmerksamkeit**
- Im Kapitel *Wissensanwendung* der Aktivitäten und Teilhabe wird **d160 Aufmerksamkeit fokussieren** benannt.

Kriterien zur Beurteilung/Diagnostik/Befundung

↑	Außergewöhnlich gute Konzentration über einen sehr langen Zeitraum hinweg, auch wenn die Aufgabe die Integration vieler verschiedener Tätigkeitselemente verlangt und/oder ungünstige äußere Umstände vorliegen
↗	Angemessene Konzentration über einen langen Zeitraum und/oder keine Ablenkung durch Einflüsse aus der Arbeitsumgebung
→	Ist fähig, sich einer Arbeitsaufgabe bewusst zuzuwenden, geringe Ablenkbarkeit, hört bei Instruktionen aufmerksam zu
↘	Schwankende Konzentrationsfähigkeit, gelegentlich muss Hilfe oder Unterstützung geboten werden, um die Konzentration aufrechtzuerhalten und/oder es werden häufiger Pausen benötigt, kann sich einfachen Arbeiten konzentriert zuwenden, benötigt bei komplexeren Arbeiten häufig Unterstützung
↓	Unkonzentriert, nur mit fortwährender Unterstützung ist die Konzentration zu erhalten und/oder leichte Ablenkbarkeit durch die Arbeitsumgebung und/oder keine Differenzierung relevanter bzw. irrelevanter Signale aus der Arbeitsumgebung, wendet sich mit häufiger Unterstützung einfachen Arbeiten zu

Mögliche Fragestellungen, die bei der Befundung hilfreich sein können:
- Wie lang ist die konzentrierte Arbeitsphase?
- Werden Pausen benötigt?
- Wodurch tritt Ablenkung ein?
- Gibt es Tagesschwankungen?
- Ist die Konzentration abhängig von Art der Aufgabe?
- Welche Rolle spielt die Arbeitsumgebung?
- Wie lange kann die Konzentration in Gesprächs- oder Instruktionssituationen gehalten werden?
- Wie konzentriert hört die Person bei Arbeitsunterweisungen zu?
- Wird zwischen relevanten und irrelevanten Arbeitssignalen unterschieden?
- Auf welche Weise kann die Konzentrationsfähigkeit unterstützt werden?
- Welche Auswirkungen haben Konzentrationseinbußen auf die Arbeitsqualität?
- Wird die Arbeit selbstständig konzentriert „überwacht"?
- Reicht die Konzentrationsfähigkeit, um an Maschinen zu arbeiten?
- Wird die mittelbare Arbeitsumgebung noch wahrgenommen?
- Welche Strategien setzt die Person ein, um die Konzentration aufrechtzuerhalten?
- ______
- ______
- ______

Fähigkeiten oder Defizite in diesem Bereich lassen sich beispielsweise in folgenden Situationen gut beobachten oder befunden:
- Beobachtung bei der Ausführung gleichbleibender oder komplexer Aufgabenstellungen
- Beobachtung des Arbeitsverhaltens unter erschwerten Bedingungen, z. B. unter Lärm, räumlicher Enge
- (Gemeinsame) Erarbeitung von Arbeitsplänen und -anleitungen
- Kognitives Training z. B. am PC über Cogpack®
- Aufgaben mit hohen planerischen Anforderungen
- Gesprächssituationen, z. B. Reflexionsgespräche, Anamneseerhebung
- Arbeit am Gruppenarbeitsplatz
- Erprobung am separaten Arbeitsplatz
- ______
- ______
- ______

Körperkraft/Geschicklichkeit

Definition:
Zu beschreiben ist der adäquate Einsatz von Muskelkraft in Bezug auf die Ausführung von Arbeitsaufgaben und die Fähigkeit, Bewegungen und Muskelkräfte geschickt, auch bei feinmotorischen Aufgabenstellungen, koordinieren zu können.

Unter diesem Begriff sind u. U. auch folgende Unterpunkte oder Querverweise zu berücksichtigen: Grobmotorik, Lateralisierung, Bilaterale Integration, Motorische Kontrolle, Praxie, Feinmotorik (insbes. Greiffunktion und Objektmanipulation), Visuomotorische Integration, Bewegungsausmaß, Muskeltonus, Muskelkraft, Ausdauer/Belastbarkeit, Posturale Kontrolle (Stellung und Gleichgewicht), anatomische und physiologische Bedingungen von Körpergewebe und Haut (z. B. Kontrakturen, Narben, Atrophie), Sensomotorische Fähigkeiten

Mögliche ICF-Einordnung:
- Auf der Aktivitätenebene wird empfohlen, das Item **d449 Gegenstände tragen, bewegen und handhaben, anders oder nicht näher bezeichnet** als übergreifenden Begriff zu verwenden.
- Auf funktioneller Ebene könnte eine sinnvolle Differenzierung über **b730 Funktionen der Muskelkraft** und **b760 Funktionen der Kontrolle von Willkürbewegungen** stattfinden.

Für eine differenziertere Analyse der motorischen Möglichkeiten und Grenzen bezogen auf Arbeit empfiehlt sich der Einsatz eines Assessments, z. B. IMBA oder MELBA+Mai.

Kriterien zur Beurteilung/Diagnostik/Befundung

↑	Nutzt die eigenen Kräfte der Aufgabe entsprechend, zeigt auch bei verschiedensten Anforderungen geschicktes Hantieren, bewältigt Präzisionsarbeiten und/oder körperlich schwere Arbeit
↗	Dosiert die eigenen Kräfte der Aufgabe entsprechend, feinmotorisch geschickt und/oder körperlich belastbar, sicherer Umgang mit Werkzeugen und Materialien
→	Nicht in allen geforderten Bereichen adäquater Krafteinsatz, grob- oder feinmotorisch geschickt, kann sich schwer auf wechselnde Anforderungen einstellen, eingeschränkte körperliche Belastbarkeit oder Neigung zur körperlichen Überforderung, der Umgang mit Werkzeugen und Arbeitsmitteln muss u. U. geübt werden, evtl. ist eine Anpassung des Arbeitsplatzes erforderlich
↘	Die Kraft wird meistens falsch dosiert, es resultiert ungeschicktes Hantieren u. U. mit Materialschaden, gefährdet u. U. die eigene Gesundheit, feinmotorisch deutliche Einschränkungen, der Einsatz von Hilfen/Hilfsmitteln ist notwendig, Arbeit nur am angepassten Arbeitsplatz möglich, deutliche sensomotorische Defizite
↓	Findet nur bei wenigen Aufgaben den angemessenen Krafteinsatz, kann nicht variieren, entweder Neigung zu sehr hohem Krafteinsatz oder insgesamt kraftlos, Muskeltonus nicht variabel, feinmotorische Aufgaben werden nicht bewältigt oder das Arbeiten mit Werkzeugen führt zu Verletzungsgefahr, sensomotorische Defizite behindern in hohem Maße die Betätigung, abhängig von Hilfe

Mögliche Fragestellungen, die bei der Befundung hilfreich sein können:

- Liegen körperliche Behinderungen, Einschränkungen der Muskelkraft oder der Beweglichkeit vor?
- Wie ist die Körperhaltung?
- Wie mobil ist die Person?
- Liegen Sensibilitätsstörungen vor?
- Welche Griffe können ausgeführt werden?
- Wie gut ist die Rumpfkontrolle?
- Können Objekte selbstständig erreicht werden? Wie sicher ist die Bewegung von Objekten?
- Wie handhabt die Person Werkzeuge?
- Wird der Krafteinsatz entsprechend der Aufgabe variiert?
- Wie lang werden körperlich anstrengende Tätigkeiten durchgehalten?
- In welchem Maß sind Heben und Tragen möglich?
- Gibt es vegetative Reaktionen auf körperliche Anstrengungen? Z. B. Schweißausbrüche
- Treten Koordinationsprobleme auf? Kann z. B. beidhändig gearbeitet werden?
- Ist Arbeit im Stehen und Sitzen möglich?
- Wird die Belastung des eigenen Körpers angemessen wahrgenommen?
- Achtet die Person selbstständig auf eine physiologische Haltung des eigenen Körpers?
- Welche Hilfsmittel sind vorhanden oder wären sinnvoll?
- Ist der Arbeitsplatz ergonomisch angepasst?
- Zeigt sich ein Tremor oder Zieltremor?
- Kann das Gleichgewicht in jeder Situation gehalten werden?
- Reichen die vorhandenen Fähigkeiten, um mit Maschinen zu arbeiten?
- Wie schnell kann die Person auf Signale/Reize reagieren?
- Welche Sicherheitseinrichtungen sind erforderlich oder würden die Maschinenarbeit ermöglichen?
- Welche Hilfsmittel unterstützen oder entlasten? Z. B. Stehhilfen, Griffadaptationen
- Wie physiologisch und effektiv werden Bewegungen ausgeführt?
- Werden Kompensationsstrategien eingesetzt?
- ____________________
- ____________________

Fähigkeiten oder Defizite in diesem Bereich lassen sich beispielsweise in folgenden Situationen gut beobachten oder befunden:

- Verhaltensbeobachtung beim Gebrauch von Werkzeugen
- Feinmotorische Aufgabenstellungen, z. B. Montagearbeiten, Löten, Schneiden, Zeichnen, Schreiben, Kleben, PC-Tastatur und Maus
- Grobmotorische Aufgabenstellungen, z. B. Sägen, Raspeln, Feilen, Gartenarbeiten, Putzen, Ton schlagen, Packen, Transportieren
- Arbeiten mit beiden Händen, z. B. Dekupiersäge, Standbohrmaschine, Schleifen
- Arbeiten mit Händen und Füßen, z. B. Tretlaubsäge, Nähmaschine
- Verhaltensbeobachtung bei Sport, Gymnastik, Spielen etc.
- Austausch mit oder Teilnahme an der Physiotherapie
- Gezielte Diagnostik über Therapiematerial, z. B. Greiffunktionen
- Einsatz diagnostischer Instrumentarien, Assessments, z. B. IDA, HAMET, FCE-Verfahren (Functional Capacity Evaluation) im Rahmen der MBOR (Medizinisch-beruflich orientierte Rehabilitation)
- Gezielte sensomotorische Befunderhebung mit Dokumentation
- ____________________
- ____________________

Lernfähigkeit

Definition:
Lernfähigkeit ist die Fähigkeit, arbeitsrelevante Informationen aufzunehmen, abzuspeichern und zu einem gegebenen Zeitpunkt verfügbar zu machen (n. MELBA).

Unter diesem Begriff sind u. U. auch folgende Unterpunkte oder Querverweise zu berücksichtigen: Erwerb neuer Konzepte und Verhaltensweisen, Lerntempo, Einarbeitungszeit, Interesse, kognitive Integration und kognitive Fähigkeiten (z. B. Aufmerksamkeit, Konzentration, Gedächtnis, Wachheitsgrad, Sequenzieren, Kategorisieren, Konzept bilden, Generalisieren) Schulbildung

Mögliche ICF-Einordnung:
- Aus funktioneller Sicht kommt hier **b144 Funktionen des Gedächtnisses** in Frage. Benannt werden dazu in der ICF die adäquate Registrierung, die Speicherung und der Abruf von Informationen.
- Auf Ebene der Aktivitäten bietet sich das Merkmal **d155 Sich Fertigkeiten aneignen** an.

Kriterien zur Beurteilung/Diagnostik/Befundung

↑	Theoretische und praktische Arbeitsanweisungen werden rasch und sicher erfasst, die komplexen Inhalte werden über einen längeren Zeitraum behalten und können zu einem bestimmten Zeitpunkt abgerufen und umgesetzt werden, Arbeitsinhalte werden lückenlos und genau behalten, Erlerntes kann auf vergleichbare Situationen übertragen und angewandt werden
↗	Inhalte werden ausreichend schnell und sinngemäß erfasst, eine Vielzahl von arbeitsrelevanten Informationen kann auch nach längerer Zeitspanne realisiert werden, das Wesentliche wird behalten, die Übertragung von erlernten Inhalten gelingt fast immer
→	Der Sinn von Arbeitsunterweisungen wird nach und nach erkannt, die Inhalte werden in angemessener Zeit gespeichert und können realisiert werden, Wiederholungen sind zeitweise notwendig, komplexe Inhalte können nur langfristig erarbeitet werden, oder Erarbeitung in kleinen Teilschritten erforderlich, einfache Arbeitsabläufe werden in noch angemessener Einarbeitungszeit erlernt
↘	Der Sinn von Arbeitsanleitungen wird nach mehrfacher Wiederholung mit Unterstützung verstanden, nach längerer Zeit ist die Information nicht mehr vollständig abrufbar, es wird erneute Hilfe benötigt, kann sich nur schwer mehrere Aspekte gleichzeitig merken, Erarbeitung in Teilschritten auch bei einfachen Arbeiten erforderlich, anschauliches Lernen z. B. am Modell ist erforderlich, damit der Inhalt von Instruktionen verstanden wird
↓	Nur einfache, vorstrukturierte Inhalte können nach langem Üben erlernt werden, nach einem Wechsel der Aufgabenstellung tritt erneute Einarbeitungszeit auf, kann sich einfache kurze Anweisungen merken, wenn sie sich auf bekannte Tätigkeiten richten

Mögliche Fragestellungen, die bei der Befundung hilfreich sein können:

- Auf welche Art und Weise lernt die Person am besten?
- Liegen in anderen Bereichen erhebliche Defizite vor, die die Lernfähigkeit beeinträchtigen? Z. B. Konzentration, logisch-analytisches Denken etc.
- Wie schnell werden neue Arbeitsschritte, Techniken, Fertigkeiten erlernt?
- Spielt Zeitdruck in der Lernphase neuer Inhalte eine Rolle?
- Wie komplex dürfen die gleichzeitig vermittelten Informationen sein?
- Wie hoch ist das Interesse zu lernen?
- Sind Wiederholungen von Instruktionen im Arbeitsverlauf erforderlich?
- Wie sind das Kurz- und Langzeitgedächtnis zu beurteilen?
- Können erlernte Inhalte auf ähnliche Situationen übertragen werden?
- Auf welche Schulbildung oder Berufsausbildung kann der Lernende zurückgreifen?
- Welchen Umfang und welche Komplexität haben die Lerninhalte?
- Wie lässt sich die Lernatmosphäre oder der Lehrstil beschreiben?
- Wie ist die Lernumgebung gestaltet?
- Welche Kontextfaktoren erhöhen die Lernbereitschaft und -fähigkeit?
- Welche Lernerfahrungen aus der Vergangenheit beeinflussen ggf. den Lernprozess?
- ______________________________
- ______________________________
- ______________________________

Fähigkeiten oder Defizite in diesem Bereich lassen sich beispielsweise in folgenden Situationen gut beobachten oder befunden:

- (Gemeinsame) Erarbeitung neuer Inhalte, z. B. erarbeitend-entwickelnd
- Praktische Arbeitsunterweisung, z. B. mit Demonstration am Modell und Übungen
- Verbale Instruktion, z. B. strukturierend
- Schriftliche Arbeitsanleitungen
- Einsatz von Informationsquellen, Medien: z. B. Bücher, Anschauungsstücke, Informationstafeln etc.
- Wiederholung ähnlicher Aufgaben/Arbeiten mit der Möglichkeit der Übertragung von Erlerntem
- Nach der Instruktionsphase den vorgestellten Ablauf mündlich wiedergeben lassen
- Arbeiten nach Leittexten
- Teilnahme an/Beobachtung von berufsbegleitenden Bildungsmaßnahmen, z. B. in der WfbM, Berufsschulunterricht
- Vermittlung komplexer neuer Inhalte mit der Anforderung, schnell lernen zu müssen, z. B. Einarbeitung in die PC-Arbeit, Textverarbeitung erlernen, ein neues Programm kennenlernen
- Einsatz von Lernprogrammen am PC
- Lernen über Tutorials, z. B. YouTube, Moodle u. w.
- ______________________________
- ______________________________
- ______________________________

Problemlösen

Definition:
Problemlösen ist die Fähigkeit, auftretende Probleme, neuartige Fragestellungen und Situationen rechtzeitig zu erkennen und adäquat, durch den Einsatz bekannter oder selbst entwickelter Strategien, darauf zu reagieren (teilw. MELBA).

Unter diesem Begriff sind u. U. auch folgende Unterpunkte oder Querverweise zu berücksichtigen: Logisch-analytisches Denken, handwerklich-technisches Verständnis, Umstellungsfähigkeit, Lernfähigkeit, Entscheidungsfähigkeit, Kreativität, kritische Kontrolle (MELBA), Misserfolgstoleranz, Urteilsfähigkeit, Lernen aus Fehlern

Mögliche ICF-Einordnung:
- Unter dem Merkmal *b164 Höhere kognitive Funktionen* wird unter **b1646 Das Problemlösungsvermögen betreffende Funktionen** spezifiziert.
- Für den Handlungskontext Identifikation, Analyse und Lösungsstrategien für Probleme bietet die ICF **d175 Probleme lösen** aus dem Kapitel *Wissensanwendung* der Aktivitäten und Teilhabe an.

Kriterien zur Beurteilung/Diagnostik/Befundung

↑	Entwickelt eigenständig Lösungsstrategien – auch im Rahmen neuartiger Aufgabenstellungen, erkennt die benötigten Arbeitsmittel und -materialien zur Lösung des Problems und setzt sie adäquat ein, sucht und findet ohne Ausnahme die eigenen Fehler, erkennt Schwierigkeiten im Voraus
↗	Wendet bei Störungen im gewohnten Ablauf oder bei neuartigen Fragestellungen erlernte Lösungswege selbstständig an oder entwickelt effektive Strategien, Probleme werden aktiv bewältigt, Fehler werden erkannt und korrigiert
→	Wendet erlernte Lösungswege bei bekannter Tätigkeit an, benötigt gelegentlich Denkanstöße, entwickelt nur in eingeschränktem Maße eigene Strategien und/oder erwartet Lösung durch andere und/oder bittet vorschnell um Unterstützung, bewältigt Probleme ohne Zeitdruck, probiert u. U. unsystematisch aus
↘	Kann nur geübte Lösungsstrategien anwenden, neuartige Aufgaben oder Problemstellungen werden nicht selbstständig bewältigt, benötigt zahlreiche Denkanstöße und/oder wird bei auftauchenden Problemen handlungsunfähig, Abweichungen von der Routine werden erkannt, versucht darauf zu reagieren, sucht unangemessen Rückmeldung, fordert häufig Hilfe an
↓	Probiert sinnlos oder gibt auf, keine eigenständige Problemlösung, vermeidet oder flüchtet, ist unbeweglich, Abweichungen von der Routine werden nur erkannt, wenn sie sehr deutlich sind, reagiert unangemessen

Mögliche Fragestellungen, die bei der Befundung hilfreich sein können:

- Versucht die Person auftretende Probleme eigenständig zu lösen? Wird sie selbst aktiv?
- Welche Hilfen werden genutzt, um Probleme zu lösen?
- Können erlernte Lösungsstrategien transferiert werden?
- Werden Zusammenhänge im Arbeitsablauf verstanden?
- Sind die gewählten Lösungswege effizient oder umständlich?
- Werden verschiedene Lösungsstrategien erprobt oder wird immer wieder der gleiche Weg versucht?
- Werden Probleme/Abweichungen im Arbeitsprozess erkannt?
- Können Abläufe analysiert werden?
- Werden Probleme auch unter Zeitdruck gelöst?
- Werden eigene Fehler in der Arbeit erkannt und selbstständig korrigiert?
- Wie schnell werden Unterstützung und Hilfe eingefordert?
- Werden angemessene Entscheidungen getroffen?
- Wird eine Problemlösung unter logischen Aspekten angestrebt?
- Wie ist der emotionale Umgang mit Problemen?
- Welche Bewältigungsstrategien werden angewandt?
- ______________________________
- ______________________________
- ______________________________

Fähigkeiten oder Defizite in diesem Bereich lassen sich beispielsweise in folgenden Situationen gut beobachten oder befunden:

- Arbeiten nach Skizzen/Zeichnungen
- Arbeiten mit Leittexten (Hinweise auf Medien!)
- Arbeiten nach Anschauungsstücken ohne Anleitung
- Selbstständiges Erstellen eines Arbeitsplanes
- Verhaltensbeobachtung bei Misserfolgserlebnissen, technischen Problemen usw.
- Einsatz von diagnostischem Spielmaterial, z. B. Labyrinthe o. Ä.
- Einsatz kognitiver Trainingsprogramme mit Übungen zur Problemlösung, z. B. Cogpack®
- ______________________________
- ______________________________
- ______________________________

Pünktlichkeit

Definition:
Pünktlichkeit ist die Fähigkeit, vereinbarte Termine einhalten zu können.

Unter diesem Begriff sind u. U. auch folgende Unterpunkte oder Querverweise zu berücksichtigen: Zuverlässigkeit, Verantwortung, Motivation
Vereinbarte Termine können sein: Arbeitszeiten, Pausen, Liefertermine, arbeitsbegleitende Termine usw.

Mögliche ICF-Einordnung:
Unter dem Merkmal *b164 Höhere kognitive Funktionen* werden unter **b1642 Das Zeitmanagement betreffende Funktionen** benannt.

Kriterien zur Beurteilung/Diagnostik/Befundung

↑	Vereinbarte Termine werden immer eingehalten, kommt ohne Ausnahme pünktlich zur Arbeit
↗	Termine werden selbstständig eingehalten, Verspätungen sind selten und belaufen sich auf nur wenige Minuten
→	Vereinbarte Termine werden noch eingehalten, es kommt zu Verspätungen z. B. im Rahmen von 10 Minuten
↘	Vereinbarte Termine werden selten eingehalten, Verspätungen sind die Regel, auch im Umfang von bis zu einer Stunde
↓	Vereinbarte Termine werden nie oder selten eingehalten, es besteht keine Beziehung zur Pünktlichkeit, benötigt Unterstützung, um Termine wahrnehmen zu können

Mögliche Fragestellungen, die bei der Befundung hilfreich sein können:

- Erscheint die Person pünktlich zur Arbeit und beendet diese auch pünktlich?
- Können vereinbarte Pausenzeiten selbstständig eingehalten werden?
- Können Auftragsarbeiten termingerecht erledigt werden?
- Kann die Person adäquat mit der Zeit (Uhr, Kalender) umgehen?
- Kann sie Hilfen, z. B. einen Tagesplan, Timer o. Ä., nutzen?
- Welche Einstellung hat die Person zur Pünktlichkeit allgemein?
- Leidet das Arbeitsklima oder Arbeitsergebnis unter vorhandener Unpünktlichkeit?
- Ist die Pünktlichkeit von der Arbeitsaufgabe abhängig?
- Tritt Unpünktlichkeit immer zu bestimmten Anlässen oder Zeiten auf? Z. B. nach dem Wochenende?
- Benötigt die Person Unterstützung, Anstöße zum Einhalten von Terminen (z. B. morgendliches Wecken, Erinnerung an die Uhrzeit o. Ä.)?
- Ist die Person zeitlich orientiert?
- Welche Zeiträume können überblickt werden?
- Werden Arbeiten/Aufgaben pünktlich begonnen?
- ______
- ______
- ______

Fähigkeiten oder Defizite in diesem Bereich lassen sich beispielsweise in folgenden Situationen gut beobachten oder befunden:

- Dokumentation der Arbeits- und Pausenzeiten, z. B. über Tagesdokumentation, Anwesenheitslisten, Führen eines eigenen Arbeitstagebuches o. Ä.
- Durchführung termingerechter Auftragsarbeiten
- Diagnostik von Zeitverständnis, Umgang mit der Uhr, Kalender usw., z. B. im Rahmen von kognitivem Training auf Übungsblättern oder am PC
- Einstellung und Motivation zur Pünktlichkeit im Gespräch klären
- Tagesablauf, z. B. morgendliches Wecken und Aufstehen erfragen (z. B. Interview zu Occupational Questionnaire MOHO)
- Erprobung von Hilfen, z. B. Timer, Wochen- und Stundenpläne, Uhren mit verschiedenen Farbzonen usw.
- ______
- ______
- ______

Umstellungsfähigkeit

Definition:
Umstellungsfähigkeit ist die Fähigkeit, sich in angemessener Zeit und Art an wechselnde Arbeitsaufgaben anpassen zu können (n. MELBA).

Unter diesem Begriff sind u. U. auch folgende Unterpunkte oder Querverweise zu berücksichtigen: Anpassung, Selbstständigkeit, Eigeninitiative, Arbeitsplanung, Orientierung, Flexibilität, Auffassung, Lernfähigkeit, Reaktion auf Veränderung der Arbeit oder der räumlichen und sozialen Arbeitsumgebung, Abweichen von Routinen, Bewältigungsstrategien, Frustrationstoleranz

Mögliche ICF-Einordnung:

- **b1643 Kognitive Flexibilität** definiert am ehesten die mit der Umstellungsfähigkeit verbundenen Funktionen, die erfüllt werden müssen.
- In der Klassifikation der Aktivitäten und Teilhabe wird im Merkmal **d220 Mehrfachaufgaben übernehmen** und in den Unterpunkten gut ein Handlungsrahmen aufgezeigt, in dem sich Störungen der Umstellungsfähigkeit unweigerlich leistungsmindernd auswirken würden.

Kriterien zur Beurteilung/Diagnostik/Befundung

↑	Kann eigenständig und schnell zwischen Arbeitsaufgaben wechseln und diese effektiv fortführen, komplexe Arbeiten werden ohne Hilfestellung organisiert, gestaltet Arbeitsabläufe und Arbeitsumgebung flexibel, wenn es die äußeren Bedingungen erfordern, sieht Veränderungen voraus
↗	Kann sich in kurzer Zeit auf wechselnde Aufgaben einstellen, sich anpassen, es entstehen keine Effektivitätsverluste, kann in den meisten Fällen flexibel auf Veränderungen der Situation reagieren, von Routinen abweichen, nimmt Vorschläge auf
→	Passt sich in noch angemessener Zeit an wechselnde Tätigkeiten an, es entstehen deutliche Übergänge, benötigt Zeit zur erneuten Orientierung, der Arbeitsablauf kann nicht spontan, flexibel gestaltet werden, benötigt manchmal Unterstützung, wechselt innerhalb bekannter Tätigkeiten nur mit geringer Umstellzeit
↘	Passt sich nur mit Hilfe wechselnden Aufgaben an, benötigt sehr lange, um sich zu orientieren oder den Handlungsfaden wiederzufinden, kann nicht flexibel auf Veränderungen reagieren, kann auch bei bekannten Tätigkeiten nicht spontan anknüpfen, lässt vieles laufen, fragt nicht nach
↓	Kann sich nur unter intensiver Anleitung auf wechselnde Arbeitssituationen einstellen, klebt starr an bekannten Abläufen, benötigt Tage bis Wochen, um sich auf veränderte Abläufe einstellen zu können, ängstlich, irritierbar, oft affektbetont, widersetzt sich Vorschlägen

Mögliche Fragestellungen, die bei der Befundung hilfreich sein können:

- Muss sich die Person längere Zeit neu orientieren, um eine Handlung beginnen zu können?
- „Klebt" sie an erledigten Schritten oder Aufgaben und versucht sie vielleicht ähnlich zu lösen?
- Treten Orientierungsprobleme bei räumlicher Veränderung auf?
- Wie starr wird die Arbeitsplanung eingehalten?
- Ist ein Abweichen vom ursprünglichen Plan möglich, wenn es die Situation erfordert? Z. B. der entsprechende Arbeitsplatz ist zurzeit besetzt
- Wie lange benötigt die Person, um die Arbeit zu beginnen?
- Kann sie sich auch auf unvorhergesehene plötzliche Veränderungen einstellen?
- Wie werden Veränderungen im Tages- oder Wochenablauf toleriert?
- Werden neue Arbeitsaufgaben abgewehrt?
- Wie gelingt die Umstellung auf neue Bezugspersonen oder Kollegen?
- Gelingt die Umstellung im Wechsel zwischen bekannten Tätigkeiten?
- Welche Reaktionen/Verhaltensweisen treten bei Veränderungen auf?
- Können verschiedene, voneinander unabhängige Tätigkeiten parallel bearbeitet werden?

- ____________________
- ____________________
- ____________________

Fähigkeiten oder Defizite in diesem Bereich lassen sich beispielsweise in folgenden Situationen gut beobachten oder befunden:

- Komplexe Aufgabenstellungen mit wechselnden Tätigkeiten oder Anforderungen (z. B. handwerkliche Aufgaben mit Planung, Zeichnung, Fertigung, Besprechung usw.)
- Aufgaben, die einen Wechsel der Räumlichkeiten bedingen (z. B. auch Botengänge)
- Koordination von zwei oder mehr Aufgaben, die effektiv und zeitlich aufeinander abgestimmt werden sollen
- Eingeschobene Aufgaben/Tätigkeiten, bei denen die eigentliche Arbeit spontan unterbrochen werden muss, z. B. Warenannahme, Küchendienst, Reinigungsarbeiten, jemandem zur Hand gehen usw.
- Verhaltensbeobachtung unter Bedingungen räumlicher Enge, Materialengpässen usw.
- Umgang mit technischen Pannen, Misserfolgen
- Umgang mit Wochen- oder Therapieplänen
- Verhaltensbeobachtung bei Wechsel der Bezugsperson, personellen Veränderungen
- Wechsel in andere Abteilungen, z. B. Praktika im Rahmen der WfbM, beruflichen Bildung, Jobcoaching
- Beginn von Belastungserprobungen, externer Arbeitstherapie, Praktika

- ____________________
- ____________________
- ____________________

Arbeitsplanung

Definition:
Arbeitsplanung ist die Fähigkeit, eine gestellte Arbeitsaufgabe unter Berücksichtigung der technischen, personellen und administrativen Bedingungen im Hinblick auf ein optimales Zusammenwirken der einzelnen Elemente zu einem effektiven Ergebnis gliedern zu können (MELBA).

Unter diesem Begriff sind u. U. auch folgende Unterpunkte oder Querverweise zu berücksichtigen: Ordnungsbereitschaft, Vorstellung, Selbstständigkeit, Lernen/Merken, Auffassung, Denken, Problemlösen, Kreativität, Umstellungsfähigkeit, Handlungsplanung, Effektivität

Mögliche ICF-Einordnung:
- Unter dem Merkmal *b164 Höhere kognitive Funktionen* wird unter **b1641 Das Organisieren und Planen betreffender Funktionen** spezifiziert. Der Querbezug auf die exekutiven Funktionen wird ausdrücklich erwähnt. Ggf. ist auch eine Dokumentation unter dem Merkmal *b1642 Das Zeitmanagement betreffende Funktionen* sinnvoll.
- Auf Ebene der Aktivitäten zeigen sich die funktionellen Fähigkeiten darin **Eine Einzelaufgabe (d210) oder Mehrfachaufgaben (d220) übernehmen** zu können.

Kriterien zur Beurteilung/Diagnostik/Befundung

↑	Kann unterschiedlichste, auch sehr komplexe, unbekannte Aufgabenstellungen selbstständig planen und koordinieren, auch bei langfristiger Planungsanforderung, findet optimale und effektive Wege, handelt vorausschauend, umsichtig
↗	Kann eine Vielzahl von Elementen bei komplexen Aufgaben koordinieren und zu einem effektiven Ergebnis führen, greift dabei auf eigene Erfahrungen und Informationsquellen zurück, setzt Prioritäten, sequenziert sinnvoll, behält den Überblick über seine Arbeit
→	Koordiniert mit Strukturhilfen die verschiedenen Elemente von komplexen Arbeitsaufgaben, oder bewältigt einfachere Anforderungen selbstständig, kommt zu einem Ergebnis, reagiert angemessen und rechtzeitig, wenn z. B. Material oder Werkzeug fehlen
↘	Kann nach vorgegebenen Strukturen Aufgaben ausführen und einfache, bekannte Aufgaben noch selbst koordinieren, wenn sie wenige Elemente beinhalten, manchmal ineffektive, unpraktische Arbeitsweise, plant nicht voraus
↓	Kann auch nur wenige Elemente nicht sinnvoll koordinieren, benötigt Anleitung oder stark vorstrukturierte Aufgaben, zeigt ineffektive Arbeitsweise, viele Aufgaben werden in einer unpraktischen, eigenartigen oder aufwändigen Weise ausgeführt, gerät durcheinander

Mögliche Fragestellungen, die bei der Befundung hilfreich sein können:

- Kann die Person nach Arbeitsplänen vorgehen und dabei die notwendige Arbeitsvorbereitung und Ordnung aufbringen?
- Werden Arbeitsschritte in eine sinnvolle Reihenfolge gebracht?
- Wird bei der Planung die Folgerichtigkeit (logische Abfolge) der Sequenzen beachtet?
- Werden Prioritäten gesetzt?
- Sind Arbeiten ohne strukturierende Hilfen möglich?
- Werden Umweltaspekte bei der Planung einbezogen?
- Wie viele Elemente einer Arbeit können selbstständig bedacht und geplant werden?
- Wird bei der Bewältigung verschiedener Aufgaben die Zeit sinnvoll eingeteilt?
- Wie starr wird am Arbeitsplan festgehalten?
- Können mehrere Aufgaben koordiniert werden?
- Können weitere Termine im Tagesablauf sinnvoll in den Ablauf der Arbeit integriert werden?
- Inwieweit wird die Aufgabe überblickt?
- Werden Aspekte aus der mittelbaren Arbeitsumgebung in die Planung mit einbezogen? Z. B. bei gleichzeitiger Benutzung von Maschinen oder Werkzeugen durch mehrere Personen?
- Werden sinnvolle und effektive Methoden zur Ausführung der Arbeitsaufgabe gewählt?
- Werden sinnvolle Materialien und Werkzeuge ausgewählt?
- Ist die Planung bei Beginn der Aufgabe vollständig oder treten im Arbeitsablauf überraschend nicht bedachte Aspekte auf?
- ____________________
- ____________________
- ____________________

Fähigkeiten oder Defizite in diesem Bereich lassen sich beispielsweise in folgenden Situationen gut beobachten oder befunden:

- Arbeitsaufgaben mit der Anforderung an selbstständige Planung
- Selbstständiges Einrichten von Arbeitsplätzen bei bekannten Aufgabenstellungen
- Selbstständiges Erarbeiten von Arbeitsplänen, Arbeitsschritten
- Planung/Strukturierung des Fertigungsprozesses einer Serie gleicher Aufgaben/Produkte
- Ordnen von vorgegebenen Arbeitsschritten in schriftlicher oder bildlicher Form
- Arbeiten nach Leittexten (Planung mit Planungshilfen)
- Planung von Projekt- oder Gruppenarbeiten
- Vorbereitung von Festen oder besonderen Anlässen
- Parallele Bearbeitung von Aufträgen
- Planungsraster erstellen, „Lücken“ in vorgegebenen Planungsrastern füllen
- Verfassen von Arbeitsplänen
- Werkzeug- und Materiallisten vor Beginn einer Arbeit erstellen
- ____________________
- ____________________
- ____________________

Spezielle Fähigkeiten

Berufsspezifische Fähigkeiten

Definition:
Zu beurteilen sind vorhandene spezielle Fähigkeiten/Fertigkeiten, die aus beruflicher Erfahrung resultieren oder auch z. B. für eine Ausbildung oder einen Beruf bestimmter Art sprechen.

Unter diesem Begriff sind u. U. auch folgende Unterpunkte oder Querverweise zu berücksichtigen: Handwerklich-technisches Verständnis, Kulturtechniken, Kommunikationsvermögen, Geschicklichkeit, Auffassung

Mögliche ICF-Einordnung:

- Vorhandene spezifizierbare Fähigkeiten würden sich grundsätzlich auf die Aktivitäten und die Teilhabe in bedeutenden Lebensbereichen (Kapitel 8 der ICF) auswirken, so z. B. auf **d839 Bildung/Ausbildung, anders oder nicht näher bezeichnet** und auf **d859 Arbeit und Beschäftigung, anders oder nicht näher bezeichnet.**
- Die berufsspezifischen Fähigkeiten bilden die Grundlage zur Teilhabe an beruflicher Ausbildung wie Teilhabe an *bezahlter Tätigkeit (d850)* oder auch *unbezahlter Tätigkeit (d855).*

Kriterien zur Beurteilung/Diagnostik/Befundung

↑	Es zeigen sich im Arbeitsverhalten deutlich spezielle Fähigkeiten, Fertigkeiten, Begabungen, die z. B. aus beruflicher Erfahrung resultieren, es sind keine Kompetenzverluste beruflicher Erfahrung zu verzeichnen oder bestimmte Fähigkeiten/Fertigkeiten legen eindeutig eine bestimmte berufliche Richtung nahe
↗	Spezielle Fertigkeiten/Fähigkeiten sind benennbar, z. B. Computerkenntnisse, handwerkliches Geschick, Redegewandtheit o. Ä., Kompetenzen, die aus beruflicher Erfahrung resultieren, zeigen sich deutlich und sind nicht eingeschränkt
→	Verlust von beruflicher Kompetenz, die zu erwartenden Fertigkeiten zeigen sich ansatzweise oder eingeschränkt oder spezielle Fertigkeiten sind evtl. in beruflicher Hinsicht ausbaufähig

Mögliche Fragestellungen, die bei der Befundung hilfreich sein können:

- Welche Fähigkeiten/Fertigkeiten müssten aufgrund der beruflichen Vorerfahrungen vorhanden sein?
- Zeigen sich bei bestimmten Aufgaben spezielle Fähigkeiten, Begabungen oder eine große Sicherheit?
- Sind die zu erwartenden Fertigkeiten in vollem Umfang, d. h. für den beruflichen Alltag ausreichend, vorhanden?
- Lassen sich Fähigkeitsschwerpunkte definieren? Z. B. ein ausgesprochen handwerkliches Geschick, gute Körperkraft, Redegewandtheit, sprachliches Geschick, technisches Verständnis
- Lassen sich bestimmte Tätigkeitsbereiche für diese Person ausschließen?
- Reichen die gezeigten Fähigkeiten/Fertigkeiten aus, um eine berufliche Perspektive daraus zu entwickeln?
- Welche Fertigkeiten werden im angestrebten Beruf/Tätigkeitsfeld erwartet?
- Verfügt die Person über berufsspezifische Qualifikationen, wie z. B. Führerschein, Gabelstaplerschein, Europäischer Computerführerschein, CNC-Fräsen?
- Entsprechen die vorhandenen Kenntnisse und Fertigkeiten den aktuellen Anforderungen/Erwartungen im angestrebten Beruf?

- __________
- __________
- __________

Fähigkeiten oder Defizite in diesem Bereich lassen sich beispielsweise in folgenden Situationen gut beobachten oder befunden:

- Gezielte Diagnostik im Arbeitsverhalten nach entsprechender Analyse der Berufs- und Arbeitsanamnese, Vergleich mit Anforderungsanalysen verschiedener Berufe
- Interview, Befragung, Selbsteinschätzung, z. B. unter zu Hilfenahme der Informationsmaterialen der Bundesagentur für Arbeit
- Gezielte Aufgaben im Hinblick auf einen bestehenden Arbeitsplatz
- Vielfältige Aufgabenfelder anbieten
- Durchführung von Praktika, Belastungserprobungen unter realen Arbeitsbedingungen im gewählten Berufsfeld
- Probeweise Teilnahme am Berufsschulunterricht

- __________
- __________
- __________

Handwerklich-technisches Verständnis

Definition:
Handwerklich-technisches Verständnis beschreibt die Fähigkeit, Zusammenhänge und Funktionen, die sich auf technische Geräte, Werkzeuge und Materialien beziehen, verstehen zu können.

Unter diesem Begriff sind u. U. auch folgende Unterpunkte oder Querverweise zu berücksichtigen: Logisch-analytisches Denken, räumliches Vorstellungsvermögen, Lernfähigkeit, Problemlösen, Arbeitsplanung

Mögliche ICF-Einordnung:
- Im Kapitel *Wissensanwendung* wird mit **d179 Wissen anwenden, anders oder nicht näher bezeichnet** eine passende Einordnungsmöglichkeit benannt. Erworbenes technisches Wissen muss situativ richtig eingesetzt werden. Es geht darum, eine Situation zu analysieren und passende Lösungen entwickeln zu können, wie z. B. hier Zusammenhänge zwischen Werkzeugen und Materialen sinnvoll herstellen zu können.
- Für den Bereich der Haushaltsaufgaben wird mit **d6403 Haushaltsgeräte benutzen** ein eigenes Item benannt.

Kriterien zur Beurteilung/Diagnostik/Befundung

↑	Zusammenhänge werden selbstständig erkannt und umgesetzt, vorhandene Kenntnisse und Erfahrungen werden übertragen, Material- und Werkzeugkenntnisse werden schnell erworben oder sind umfangreich vorhanden, sicherer Umgang mit Maschinen, Gefahrenquellen werden erkannt und beachtet
↗	Vorkenntnisse können eingebracht werden, neue Zusammenhänge werden schnell erlernt, adäquater Umgang mit Werkzeug und Materialien, Einweisungen an Maschinen werden schnell umgesetzt, Gefahrenhinweise beachtet und verstanden
→	Verständnis von Funktion und Umgang wird erlernt, kann nicht immer auf vergleichbare Situation übertragen werden, in der Regel noch adäquater Umgang mit Werkzeug und Materialien, benötigt gründliche Übung im Umgang mit Maschinen und eindeutige Sicherheitsvorschriften
↘	Technische Zusammenhänge werden nicht verstanden, der Umgang mit Werkzeug und Maschinen kann geübt werden, Zusammenhänge werden nicht übertragen, benötigt lange Begleitung bei neuen Inhalten
↓	Zusammenhänge zwischen Material und Technik werden kaum oder nicht verstanden, nur einfache, gefahrlose Arbeiten selbstständig möglich, benötigt in allem lange Einarbeitungs- und Übungsphasen, der Umgang mit Maschinen ist in der Regel zu gefährlich

Mögliche Fragestellungen, die bei der Befundung hilfreich sein können:

- Wie hoch ist das Interesse am Verständnis technischer Zusammenhänge?
- Welche Vorkenntnisse sind vorhanden und wie werden diese eingebracht?
- Ist der Gebrauch von Werkzeugen sinngemäß und fachgerecht?
- Werden Gefahrenquellen erkannt?
- Kann die Person die Funktion von z. B. Geräten oder Maschinen selbstständig ableiten? Z. B.: Bedienung eines Schraubstockes, Sägeblatt einspannen, Einfädeln bei der Nähmaschine, Benutzung des Staubsaugers, Bedienung des Kochherdes, Mixers.
- Sind Fachtermini bekannt?
- ____________________
- ____________________
- ____________________

Fähigkeiten oder Defizite in diesem Bereich lassen sich beispielsweise in folgenden Situationen gut beobachten oder befunden:

- Handwerkliche Aktivitäten
- Lebenspraktische Aufgaben
- Umgang mit Maschinen (z. B. Bohrmaschine, Dekupiersäge)
- Freie Wahl von Werkzeugen bei vorhandenen Vorkenntnissen
- Einsatz von Bedienungsanleitungen
- Schriftliche Arbeitsanleitungen
- Arbeiten am PC (z. B. technisches Verständnis für grundsätzliche Abläufe zwischen Hard- und Software, Arbeiten mit Grafikprogrammen mit verschiedenen Werkzeugen)
- Arbeiten mit Leittexten, z. B. mit Fragen zur Methodenwahl, Werkzeugkunde o. Ä.
- ____________________
- ____________________
- ____________________

Kreativität

Definition:
Kreativität ist die Fähigkeit, schöpferisch, einfallsreich zu gestalten.

Unter diesem Begriff sind u. U. auch folgende Unterpunkte oder Querverweise zu berücksichtigen: Arbeitsplanung, Problemlösen, Interesse, Vorstellungsvermögen, Selbstvertrauen, Kreativität des Handelns, handwerklich-technisches Verständnis

Mögliche ICF-Einordnung:
- **b1649** bezeichnet auf der Funktionsebene **Höhere kognitive Funktionen, nicht näher bezeichnet.**
- Im Kapitel *Wissensanwendung* wird das **Denken d163** aktivitätsbezogen beschrieben. Es geht hierbei auch um das Formulieren und Handhaben von Konzepten, Vorstellungen und Fiktionen.

Kriterien zur Beurteilung/Diagnostik/Befundung

↑	Kann Aufgaben mit vielen neuen, eigenen Ideen und Strategien bearbeiten, wählt dabei angemessene Vorgehensweisen
↗	Kann in Aufgabenstellungen unproblematisch eigene Ideen und Strategien einbringen, benötigt dabei keine Hilfen, Anstöße, Anregungen
→	Kann mit Hilfe oder nach Anregung kreative Aspekte in Arbeitsaufgaben einfließen lassen, wählt nicht immer den angemessenen Rahmen, z. B. technisch nicht unproblematisch umsetzbar oder der Aufgabenstellung nicht mehr entsprechend
↘	Benötigt fast immer klar strukturierte Vorgaben, kreative Ideen und Strategien führen zum Misserfolg oder entsprechen nicht mehr der Aufgabenstellung, z. B. ausufernd, mangelndes Vorstellungsvermögen, klebt an Schemata
↓	Kann nur nach klaren Vorgaben tätig sein, kreative Freiräume können nicht eigeninitiativ gefüllt werden oder führen zu Verunsicherung, oder Arbeitsaufgaben werden grundsätzlich kreativ verändert, entsprechen dann nicht mehr den Vorgaben

Mögliche Fragestellungen, die bei der Befundung hilfreich sein können:

- Findet eine kreative Auseinandersetzung mit Aufgabenstellungen statt?
- Werden z. B. eigene Ideen in die Gestaltung oder den Handlungsablauf mit eingebracht?
- Wie vorstrukturiert müssen Aufgaben präsentiert werden?
- Liegen einer kreativen Gestaltung planerische Aspekte zugrunde oder wird spontan intuitiv gehandelt?
- Kann aus einer Fülle von Ideen geschöpft werden?
- Entsprechen gewählte kreative Vorgehensweisen noch den äußeren Gegebenheiten, wie z. B. der Arbeitsaufgabe, den räumlichen Bedingungen, den vorhandenen Materialien, dem Zeitrahmen?
- Wie werden kreative Freiräume empfunden?
- Wie einfallsreich werden Problemlösungen gesucht?
- ____________________
- ____________________
- ____________________

Fähigkeiten oder Defizite in diesem Bereich lassen sich beispielsweise in folgenden Situationen gut beobachten oder befunden:

- Alle freien Aufgabenstellungen, die eine kreative Gestaltung ermöglichen, insbesondere im kunsthandwerklich-künstlerischen Bereich
- Aufgaben nach Themenvorgaben
- Schreiben, Erzählen von Geschichten
- Rollenspiele
- Spiele in der Gruppe, z. B. Pantomime, Theater usw.
- Projektarbeiten in der Gruppe
- Ausdruckszentrierte Arbeiten z. B. mit Ton oder Malen
- Beobachten des Arbeitsverhaltens bei der Problemlösung
- Grafische Gestaltung oder Formatierung am PC (z. B. Paint, Corel-Draw, Bildbearbeitungssoftware)
- Planung und Gestaltung von Veranstaltungen
- (Um-)Gestaltung von Räumen
- Mehrere Entwürfe/Skizzen für eine Arbeitsaufgabe erstellen lassen
- Verschiedene Lösungsstrategien für Probleme – auch im Team – diskutieren
- ____________________
- ____________________
- ____________________

Kulturtechniken

Definition:
Kulturtechniken bezeichnen die Fähigkeiten, lesen, schreiben, rechnen und sprechen zu können. Der Begriff bezieht sich auch auf die Fähigkeit, arbeitsrelevante schriftliche Informationen verstehen, mitteilen und die geforderten Grundrechenarten anwenden zu können.

Unter diesem Begriff sind u. U. auch folgende Unterpunkte oder Querverweise zu berücksichtigen: Schulbildung, Sehstörungen, Schwerhörigkeit, Denken, Lernfähigkeit, Gebärdensprache, nonverbale Kommunikation, Kommunikationsgeräte

Mögliche ICF-Einordnung:
Aus funktioneller Sicht lassen sich das **Rechnen (b172)**, das **Verständnis gesprochener und geschriebener Sprache (b16700, b16701)** oder die **Stimm- und Sprechfunktionen (b399)** in der ICF finden. Die Dokumentation in einem arbeitsdiagnostischen Rahmen empfiehlt sich aber wohl eher über die Ebene der Aktivitäten:

- **d166 Lesen, d170 Schreiben, d172 Rechnen, d330 Sprechen**
- Die ICF listet im Kapitel 3 *Kommunikation* zahlreiche weitere Items zu alternativen Kommunikationsformen auf, wie z. B. die Gebärdensprache oder die Nutzung von Kommunikationsgeräten.

Kriterien zur Beurteilung/Diagnostik/Befundung

↑	Anspruchsvolle Texte werden schnell aufgefasst, beherrscht die Landessprache einschließlich fachspezifischen Vokabulars, drückt sich differenziert und gewählt aus, hat u. U. Fremdsprachenkenntnisse, schreibt auch anspruchsvolle Texte u. U. nach Diktat fehlerfrei, löst auch anspruchsvolle Rechenaufgaben, kann oft mehr, als gefordert wird
↗	Beliebige Texte können durch Lesen inhaltlich erfasst werden, unproblematisch fließende Verständigung, kann auch komplexe Sachverhalte sprachlich gut beschreiben, schreibt umfangreiche, schwierige Texte flüssig und sicher, beherrscht sicher die Grundrechenarten und bewältigt alle arbeitsrelevanten Berechnungen
→	Versteht einfache Texte, spricht flüssig in der Landessprache und kann die wichtigsten Informationen auch sprachlich mitteilen, kann ganze Sätze oder kleinere Texte schreiben, nicht immer fehlerfrei, kann Grundrechenarten anwenden, solange kein Zeitdruck besteht und/oder benötigt Einarbeitungszeit
↘	Erfasst durch Lesen einfache Sätze oder einzelne Wörter, spricht die Landessprache z. B. in unvollständigen oder sehr kurzen Sätzen, kann arbeitsrelevante Informationen nur mit Mühe mitteilen und/oder versteht Anweisungen nur in sehr einfacher Form, kann einzelne Buchstaben oder Wörter leserlich schreiben, erkennt Zahlen, zählt sicher im Zahlenraum bis 100, bewältigt einfache Additions- und Subtraktionsaufgaben
↓	Erkennt einzelne Buchstaben, den eigenen Namen oder einzelne Wörter, spricht in einzelnen Wörtern oder gar nicht, verständigt sich z. B. über Gesten bei vollem Sprachverständnis, kann nicht schreiben, erkennt Zahlen oder zählt sicher im Zahlenrahmen bis 20 oder benötigt Zählhilfen

Mögliche Fragestellungen, die bei der Befundung hilfreich sein können:

- Welche Schulen wurden besucht?
- Welche Abschlüsse wurden erreicht?
- Wie waren die entsprechenden Leistungen während der Schulzeit?
- Welche kulturtechnischen Anforderungen werden derzeit im Arbeits- oder Therapierahmen gestellt?
- Wie werden diese bewältigt?
- Werden Maß- oder Mengenangaben verstanden und können Berechnungen durchgeführt werden?
- Können Arbeitsergebnisse schriftlich dokumentiert werden?
- Können erforderliche Qualifikationen erworben werden? Werden z. B. geforderte Rechenoperationen im Arbeitsrahmen schnell erlernt?
- Reichen die vorhandenen Fähigkeiten für die Zielsetzung, z. B. Ausbildung aus?
- Wie gelingt der Austausch arbeitsrelevanter Informationen mit Kolleg:innen, Vorgesetzten, Kund:innen?
- Werden eigene Arbeitsergebnisse oder Prozesse schriftlich dokumentiert?
- ____________________
- ____________________
- ____________________

Fähigkeiten oder Defizite in diesem Bereich lassen sich beispielsweise in folgenden Situationen gut beobachten oder befunden:

- Reflexionsgespräche, Interviews, Erhebung der „Schulanamnese“
- Arbeitsanleitungen in verschiedenen Formen, das Verständnis durch z. B. Wiederholenlassen prüfen
- Selbstständige Erstellung von Arbeitsplänen
- Teamarbeiten mit der Erfordernis arbeitsrelevanter Absprachen
- Einarbeitung neuer „Kolleg:innen“
- Kognitive Trainingsprogramme und -bögen
- Lebenspraktische Aufgaben, z. B. Einkaufszettel, Rezepte o. Ä.
- Administrative Aufgabenstellungen, z. B. Materiallisten überprüfen oder Bestellungen schreiben, Kopien einsortieren usw.
- Bürotätigkeiten aller Art
- Verpackungsarbeiten nach Stückzahlen
- Abwiegen von Mengen
- Maßberechnungen bei Werkstücken
- Mengenberechnungen für z. B. Gruppenfrühstück
- Arbeiten nach schriftlichem Leittext
- ____________________
- ____________________
- ____________________

Lebenspraktische Fähigkeiten

Definition:
Lebenspraktische Fähigkeiten umfassen alle Fähigkeiten, die zur selbstständigen Lebensführung erforderlich sind, insbesondere die Fähigkeiten der Nahrungszubereitung, Körperhygiene, des An- und Ausziehens, des Umgangs mit Geld, der selbstständigen Fortbewegung sowie den Besuch von Ämtern.

Unter diesem Begriff sind u. U. auch folgende Unterpunkte oder Querverweise zu berücksichtigen: Selbstversorgung, Arbeiten im Haushalt, Essensplanung, Einkauf, Wäsche, Kinderpflege, Geld- und Briefverkehr, Nutzung öffentlicher Verkehrsmittel usw.
Zu beachten: Einschränkungen durch körperliche Behinderungen, derzeitige Lebenssituation, Sozialisation und Erziehung

Mögliche ICF-Einordnung:
Das Kapitel 5 *Selbstversorgung* ermöglicht die Spezifizierung z. B. zu „sich waschen", „seine Körperteile pflegen", „die Toilette benutzen", „sich kleiden", „essen", „trinken", „auf seine Gesundheit achten". Es empfiehlt sich eine zusammenfassende Dokumentation unter **d599 Selbstversorgung, nicht näher bezeichnet.** Zusätzlich bietet es sich an, die Aspekte von „Mahlzeiten zubereiten", „Hausarbeiten erledigen" unter **d6409 Hausarbeiten erledigen, nicht näher bezeichnet** zu erfassen. Unter **d499 Mobilität, nicht näher bezeichnet,** kann auch dieser Aspekt gut dokumentiert werden.

Kriterien zur Beurteilung/Diagnostik/Befundung

↑	Alle Fähigkeiten in ausreichendem Maß vorhanden, selbstständige Lebensführung
↗	Fähigkeiten sind in noch ausreichendem Maß vorhanden, nicht alle Bereiche werden hundertprozentig ausgefüllt, jedoch keine Hilfestellung von außen erforderlich, Lücken sind durch Übung zu schließen
→	Die wesentlichen Fähigkeiten sind vorhanden, in Teilbereichen ist Unterstützung erforderlich, eine selbstständige Lebensführung ist mit begleitenden Hilfen denkbar, es besteht deutlicher Übungsbedarf
↘	Es sind nur Fähigkeiten in geringem Umfang vorhanden, auch bei längerem Training bleibt eine selbstständige Lebensführung fraglich, alltägliche Unterstützung erforderlich
↓	Benötigt in fast allen Dingen des täglichen Lebens Unterstützung, ist abhängig von Hilfen, benötigt im Wohnbereich umfangreiche Betreuung

Mögliche Fragestellungen, die bei der Befundung hilfreich sein können:
- Welche Arbeiten im Haushalt können ohne Hilfe ausgeführt werden?
- In welchen Aspekten ist die Versorgung der eigenen Person gesichert?
- Sind Defizite durch z. B. mangelnde Erfahrung, Erziehung, kulturelle Herkunft zu begründen?
- Werden alltägliche lebenspraktische Aufgaben am Arbeits-, Therapieplatz kompetent ausgeführt?
- In welcher Wohnsituation befindet sich die Person derzeit, welche Form wäre denkbar?
- Welche Mahlzeiten werden selbstständig zubereitet?
- Welche Aspekte der räumlichen oder sozialen Umwelt hemmen oder fördern die selbstständige Lebensführung?
- Wie versorgt sich die Person am Arbeitsplatz?
- Wie ausgeprägt sind das Ernährungsbewusstsein und das Verständnis für eine gesunde Lebensführung?
- Entspricht das äußere Erscheinungsbild den Erwartungen am Arbeitsplatz?
- Welche Medikamentenroutinen werden selbstständig eingehalten?
- Welche Möglichkeiten der Fortbewegung werden genutzt? Ist die Person mobil?

- ____________________
- ____________________
- ____________________

Fähigkeiten oder Defizite in diesem Bereich lassen sich beispielsweise in folgenden Situationen gut beobachten oder befunden:
- Alle lebenspraktischen Aufgaben im Arbeitsalltag, z. B. Tisch decken zur Pause, Kaffee kochen, Toilettengang, Einkaufen, Putzen
- Gezielte lebenspraktische Angebote, z. B. Koch- oder Backgruppe, Haushaltstraining, Besuch öffentlicher Einrichtungen, Einkaufen
- Interview zu derzeitiger Lebensführung, z. B. Selbstständigkeit zu Hause, Bewältigung des Arbeitsweges, Kleidungskauf, Freizeitaktivitäten (z. B. über OSA - Occupational-Self-Assessment, OQ - Occupational Questionnaire/MOHO oder COPM/CMOP)

- ____________________
- ____________________
- ____________________

Logisch-analytisches Denken

Definition:
Logisch-analytisches Denken ist die Fähigkeit, die einzelnen Elemente einer komplexen Sache, Aufgabenstellung in ihren logischen Zusammenhängen und Abfolgen erkennen und verstehen zu können.

Unter diesem Begriff sind u. U. auch folgende Unterpunkte oder Querverweise zu berücksichtigen: Auffassung, Konzentration, Lernfähigkeit, Lesen, visuelle Wahrnehmung (Perzeption), Sehen, Problemlösen, Selbstständigkeit, Vorstellung (MELBA), Abstraktionsvermögen, Arbeitsplanung, Konzeptbildung

Mögliche ICF-Einordnung:
b160 Funktionen des Denkens beinhaltet auch das logische Denken, **b164 Höhere Kognitive Funktionen** beinhaltet in der ICF auch das Abstraktionsvermögen und die Entwicklung von Vorstellungen.

Kriterien zur Beurteilung/Diagnostik/Befundung

↑	Sehr viele Informationen, die komplex und differenziert sind, werden schnell und in vollem Umfang, folgerichtig und klar verarbeitet, kann mit äußerst unterschiedlichen und abstrakten Arbeitsmitteln und -materialien umgehen (MELBA)
↗	Viele Informationen werden schnell und sicher verarbeitet, die Folgerichtigkeit wird erkannt und kann umgesetzt werden, ist aufgrund dieses Verständnisses z. B. in der Lage, Probleme selbstständig zu analysieren
→	Kann Informationen in ausreichendem Umfang und Geschwindigkeit richtig verarbeiten, die Zusammenhänge werden mit kleinen Hilfen gut verstanden, abstrakte Begriffe und Anweisungen werden richtig interpretiert
↘	Wenige, einfache Informationen werden verstanden und verarbeitet, komplexe Zusammenhänge werden nicht ohne Hilfe verstanden, und/oder benötigt spezielle Art von Anleitung, um verstehen zu können, Arbeitsergebnisse müssen konkret und anschaulich vorgegeben werden
↓	Zusammenhängende Informationen werden unabhängig von der Form nicht erkannt, Abfolgen können nicht aufgrund von Verständnis nachvollzogen werden, abstrakte Begriffe oder Anweisungen werden nicht verstanden

Mögliche Fragestellungen, die bei der Befundung hilfreich sein können:

- Wie werden Arbeitsinhalte und -anweisungen verstanden?
- Wie komplex darf eine Aufgabenstellung sein?
- Werden funktionelle Zusammenhänge z. B. bei Maschinen erkannt?
- Werden schriftliche Anleitungen in vollem Umfang verstanden?
- Kann nach Skizzen oder Bauplänen gearbeitet werden?
- Gelingt ein Problemlösungsansatz auf dem Boden von Verständnis der Zusammenhänge?
- Können komplexe Objekte, Sachverhalte, Prozesse in ihren einzelnen Anteilen analysiert werden?
- Kann mit abstrakten Arbeitsmitteln gearbeitet werden, z. B. mit PC-Software?
- Wird die Wirkung des eigenen Verhaltens und Handelns vorausgesehen?
- ______________________________
- ______________________________
- ______________________________

Fähigkeiten oder Defizite in diesem Bereich lassen sich beispielsweise in folgenden Situationen gut beobachten oder befunden:

- Selbstständiges Arbeiten nach theoretischer Unterweisung (mündlich oder schriftlich)
- Arbeiten nach Modell
- Die Funktion von Maschinen oder Werkzeugen erklären lassen
- Montage von mehreren Einzelteilen
- Selbstständige Arbeitsplanung
- Arbeiten nach Leittext, leittextorientierte Unterweisung, z. B. „Was passiert wenn, ...?"
- Kognitives Training, Übungen zum logisch-analytischen Denken (z. B. PC, Cogpack®)
- Fortsetzen oder Sortieren von Bildergeschichten
- Sortieren von Arbeitskarten nach Reihenfolge, z. B. Fotografien der einzelnen Arbeitsschritte
- ______________________________
- ______________________________
- ______________________________

Räumliches Vorstellungsvermögen

Definition:
Räumliches Vorstellungsvermögen ist die Fähigkeit, verschiedene Elemente im zwei- und dreidimensionalen Raum wahrnehmen, erkennen und auf rein kognitiver Ebene in Beziehung zueinander setzen zu können.

Unter diesem Begriff sind u. U. auch folgende Unterpunkte oder Querverweise zu berücksichtigen: Orientierung, Perzeption, Körperwahrnehmung, Vorstellung (MELBA), Praxie

Mögliche ICF-Einordnung:
- **b1565 Räumlich-visuelle Wahrnehmung** ist die mentale Funktion, „die am visuellen Erkennen von räumlichen Bezügen der Objekte" beteiligt ist.
- **b1640 Das Abstraktionsvermögen betreffende Funktionen** beinhaltet dann die gedankliche Vorstellung.

Kriterien zur Beurteilung/Diagnostik/Befundung

↑	Räumliche Beziehungen auch komplexer Art werden spontan erfasst und können umgesetzt werden, z. B. in der Konstruktion von Werkstücken, die Übertragung zweidimensionaler Darstellungen auf dreidimensionale Skizzen gelingt ohne Probleme
↗	Zweidimensionale Anforderungen werden spontan gedanklich bewältigt, die Umsetzung komplexer dreidimensionaler Anforderungen gelingt in angemessener Einarbeitungszeit
→	Zweidimensionale Anforderungen werden in der Regel rein gedanklich bewältigt, bei konstruktiven dreidimensionalen Anforderungen sind Hilfen z. B. durch Modelle erforderlich, um die Vorstellung gedanklich nachvollziehen zu können
↘	Benötigt viel Zeit und Hilfen, um räumliche Aspekte gedanklich erfassen und übertragen zu können, kann z. B. Skizzen nicht selbstständig verstehen, dreidimensionale Aspekte können sehr eingeschränkt über z. B. wiederholte Übung wahrgenommen werden
↓	Entwickelt keine gedankliche, räumliche Vorstellung, räumliche Aspekte können auch am Modell nicht nachvollzogen werden, deutliche Probleme, den eigenen Körper räumlich zu koordinieren und wahrzunehmen

Mögliche Fragestellungen, die bei der Befundung hilfreich sein können:

- Werden Zeichnungen/Skizzen verstanden?
- Können dreidimensionale Aspekte einer Darstellung am Modell gezeigt und nachvollzogen werden?
- Sind Fachtermini wie Länge, Breite, Höhe usw. vorhanden?
- Können Größenverhältnisse wahrgenommen und eingeschätzt werden?
- Sind die Wahrnehmungsqualitäten räumlicher Beziehungen, der Figur-Grund-Wahrnehmung und der Raum-Lage-Wahrnehmung des eigenen Körpers ausgeprägt vorhanden?
- Werden konstruktive Aspekte in schriftlichen wie mündlichen Arbeitsanleitungen verstanden, gedanklich nachvollzogen?
- Können Unterschiede an dreidimensionalen Modellen erkannt und benannt werden?
- Wie und in welchem Umfang gelingt die räumliche Orientierung? Z. B. am Arbeitsplatz
- Können Handlungsergebnisse gedanklich vorweggenommen werden?
- Wie gelingt die Organisation räumlicher Aspekte am Arbeitsplatz, z. B. die Anordnung der Arbeitsmittel im Greifraum?

- ____________________
- ____________________
- ____________________

Fähigkeiten oder Defizite in diesem Bereich lassen sich beispielsweise in folgenden Situationen gut beobachten oder befunden:

- Alle handwerklichen Aufgabenstellungen, insbesondere bei Umsetzung von Skizzen oder Modellen
- Montagearbeiten
- Konstruktionsaufgaben, z. B. auch mit entsprechendem Spielmaterial wie Lego® usw.
- Umgang mit Maschinen
- Einrichten von Räumen, Umgang mit Mobiliar usw.
- Ziele/Orte in der Arbeitsumgebung über eine mündliche Wegbeschreibung oder Skizze erreichen
- Übungen, Spiele zur Körperwahrnehmung im Raum
- Aufgaben am PC (z. B. konstruktive Aufgaben in Grafikprogrammen, Bildbearbeitung)
- Technisches Zeichnen

- ____________________
- ____________________
- ____________________

Soziale Fähigkeiten

Anpassung

Definition:
Anpassung ist die Fähigkeit, sich in angemessener Art und Umfang den Rahmenbedingungen am Arbeitsplatz anpassen zu können.

Unter diesem Begriff sind u. U. auch folgende Unterpunkte oder Querverweise zu berücksichtigen: Durchsetzung, Selbstständigkeit, Ordnungsbereitschaft, Sozialverhalten, Rolle, äußeres Erscheinungsbild, Kontaktfähigkeit, Gefühlsausdruck, Erlebnisfähigkeit

Mögliche ICF-Einordnung:
- Im Kapitel 7 *Interpersonelle Interaktionen und Beziehungen* wird unter dem Item **d720 Komplexe interpersonelle Interaktionen** diese Arbeitsfähigkeit bezogen auf den sozialen Kontext, die Selbstregulation und die Übereinstimmung mit sozialen Regeln und Konventionen beschrieben. Beinhaltet u. a. „Verhalten in Beziehungen regulieren", „sozialen Regeln gemäß interagieren", „sozialen Abstand wahren".
- Auf der funktionellen Ebene werden im Item **b122 Globale psychosoziale Funktionen** benannt.

Kriterien zur Beurteilung/Diagnostik/Befundung

↑	Findet das richtige Maß, sich der Rolle entsprechend in Arbeitszusammenhänge einbringen und abgrenzen zu können, organisatorische Strukturen werden in effektiver Weise genutzt und akzeptiert, eigene Interessen werden vertreten, wenn es angebracht ist, Instruktionen werden immer erfüllt
↗	Passt sich geforderten Arbeitsabläufen und organisatorischen Strukturen unproblematisch an, ohne dabei eigene Interessen, Meinungen und Ziele zu vernachlässigen, Instruktionen werden im Allgemeinen mit einer positiven Einstellung ohne Widerwillen erfüllt, Regeln werden zuverlässig eingehalten, Einhaltung sozialer Normen
→	Orientiert sich stark an vorgegebenen Strukturen und Meinungen und/oder geht häufiger „eigene" Wege, die u. U. den reibungslosen Ablauf oder das soziale Miteinander stören, Instruktionen, Anweisungen werden gelegentlich in Frage gestellt, hält im Allgemeinen die Regeln ein
↘	Neigt deutlich zur Überanpassung, indem eigene Aspekte grundsätzlich nachrangig bewertet werden und Konflikte vermieden werden, oder ist kaum in der Lage, sich auf Vorgaben einzustellen, Regeln einzuhalten, erkennt Regeln trotz Korrektur nicht, lehnt es manchmal direkt ab, Instruktionen zu erfüllen, besteht bei der Durchführung auf eigenen Verfahrensweisen
↓	Ist in hohem Maße beeinflussbar, vermeidet jede Form von Konflikt und/oder handelt nur nach Aufforderung und/oder hält keine Regeln/Vorgaben ein, kann sich vorgegebenen Strukturen nicht anpassen, stört den Arbeitsablauf und das soziale Gefüge, lehnt es ab, nach Instruktionen tätig zu werden oder ignoriert sie

Mögliche Fragestellungen, die bei der Befundung hilfreich sein können:

- Werden allgemeine Regeln, wie z. B. Arbeits- und Pausenzeiten, Arbeitssicherheitsvorschriften, Ordnungsvorgaben, Einhaltung sozialer Umgangsformen akzeptiert und umgesetzt?
- Werden Arbeitsanweisungen umgesetzt?
- Werden eigene Ideen, Meinungen oder Strategien in den Arbeitsprozess eingebracht oder erfolgt die Orientierung immer an anderen oder vorgegebenen Strukturen?
- Entspricht das Verhalten, die Kontaktaufnahme und -gestaltung der Rolle/Position am Arbeitsplatz?
- Werden Konflikte ausgetragen oder vermieden?
- Wie ist das Verhalten in Gesprächssituationen? Wird eine eigene Meinung formuliert?
- Müssen zur Beurteilung soziokulturelle Aspekte berücksichtigt werden?

- ______________________________
- ______________________________
- ______________________________

Fähigkeiten oder Defizite in diesem Bereich lassen sich beispielsweise in folgenden Situationen gut beobachten oder befunden:

- Verhaltensbeobachtung im Arbeitsalltag, insbesondere in allen Gruppensituationen, auch Pausenverhalten
- Verhalten in Gesprächssituationen
- Team-, Gruppen- und Projektarbeiten
- Verhaltensbeobachtung bei Arbeiten unter speziellen Regeln, z. B. Sicherheitsvorschriften, Kleidungsvorschriften, Hygienevorschriften usw.
- Arbeiten nach Instruktion

- ______________________________
- ______________________________
- ______________________________

Durchsetzung

Definition:
Durchsetzung ist die Fähigkeit, eigene arbeitsrelevante Ziele, Interessen, Vorstellungen und Meinungen – u. U. auch gegen die Tendenzen anderer – einzubringen und angemessen umzusetzen.

Unter diesem Begriff sind u. U. auch folgende Unterpunkte oder Querverweise zu berücksichtigen: Anpassung, Kontaktfähigkeit, Flexibilität, Rolle, Selbstvertrauen, Teamfähigkeit, Abgrenzung

Mögliche ICF-Einordnung:
- Auf der funktionellen Ebene tragen z. B. **b1266 Selbstvertrauen** und **b1300 Ausmaß der psychischen Energie** dazu bei, wie es gelingt, eigene Interessen oder Ziele durchzusetzen.
- Unter dem Item **d720 Komplexe interpersonelle Interaktionen** lassen sich die Fähigkeiten bezogen auf den sozialen Kontext eines Arbeitsplatzes auf der Aktivitätenebene erfassen.

Kriterien zur Beurteilung/Diagnostik/Befundung

↑	Ziele, Interessen und Meinungen werden auch in Konfliktsituationen überdurchschnittlich gut und adäquat durchgesetzt und realisiert, berücksichtigt in der Angleichung unterschiedliche Interessen, z. B. von Kollegen
↗	Kann Ziele, Interessen und eigene Meinung adäquat und erfolgreich vertreten, auch in Konfliktsituationen gelingt eine Umsetzung unter Berücksichtigung anderer
→	Eigene Ziele, Interessen und Meinungen werden geäußert, Konflikte bei klaren Regeln bewältigt, sonst Neigung zur Vermeidung von Konflikten, Aufgeben der eigenen Haltung oder Durchsetzung mit inadäquaten Mitteln
↘	Eigene Interessen und Ziele sind u. U. vorhanden, werden jedoch nicht eingebracht, oder starke Beeinflussbarkeit, oder konstante Unterordnung eigener Vorstellungen, oder vorwiegende Orientierung an den Interessen anderer oder grenzt sich stark von den Zielen und Interessen anderer ab, wenn diese den eigenen Bedürfnissen zuwiderlaufen
↓	Eigene Interessen und Ziele werden nur nach Aufforderung benannt oder sind nicht bewusst, widerspruchsloses Einfügen oder ausschließliches Durchsetzen eigener Belange ohne Berücksichtigung anderer

Mögliche Fragestellungen, die bei der Befundung hilfreich sein können:

- Inwieweit beeinflusst das Selbstbild das Durchsetzungsvermögen?
- Liegen relevante Defizite vor (z. B. Sprache, geistige Entwicklung)?
- In welchen Bereichen werden Interessen vertreten?
- In welchem Rahmen können eigene Interessen, Ziele benannt und eingebracht werden (z. B. Gruppengröße)?
- Werden Nachteile in Kauf genommen?
- Sind eigene Interessen oder Ziele bewusst?
- Wie ist das Verhalten in Konfliktsituationen?
- Welche Rolle wird vorwiegend eingenommen?
- Werden Regeln am Arbeitsplatz eingehalten?
- Welche weiteren Aspekte müssen bei der Beurteilung Berücksichtigung finden? Z. B. Alter, Geschlecht, kultureller Hintergrund, religiöser/weltanschaulicher Hintergrund, Wertesystem
- Welche Hemmnisse ergeben sich ggf. aus der aktuellen Arbeitssituation? Z. B. Mobbing, Bossing, ungelöste Konflikte, Rollenkonflikte, Angst vor Verlust des Arbeitsplatzes o. Ä.

- ____________________
- ____________________
- ____________________

Fähigkeiten oder Defizite in diesem Bereich lassen sich beispielsweise in folgenden Situationen gut beobachten oder befunden:

- Verhaltensbeobachtung, insbesondere im Rahmen von Gruppenarbeiten
- Auftragsarbeiten als Teamarbeit in fraktionierter Arbeitsweise mit der Notwendigkeit, Absprachen zu treffen
- Verhaltensbeobachtung in Konfliktsituationen
- Reflexionsgespräche
- Anamneseerhebung in Bezug auf Verhalten am Arbeitsplatz oder Schule
- Gemeinsame Planung und Gestaltung von Festen usw.
- Übernahme von verantwortlichen Rollen für bestimmte Arbeitsbereiche, z. B. Ordnungsdienst

- ____________________
- ____________________
- ____________________

Bedürfnisse äußern

Definition:
Bedürfnisse äußern beschreibt die Fähigkeit, Bedürfnisse und Wünsche bezüglich der eigenen Person und Arbeitssituation adäquat äußern zu können.

Unter diesem Begriff sind u. U. auch folgende Unterpunkte oder Querverweise zu berücksichtigen: Selbstvertrauen, Selbstwahrnehmung, Selbstständigkeit, reale Selbsteinschätzung, Kontakt zu anderen, Anpassung, Durchsetzung, Gefühlsausdruck

Mögliche ICF-Einordnung:
- **b1800 Selbstwahrnehmung** bezieht sich auf die Wahrnehmung der eigenen Identität im Kontext von Umwelt und Zeit, **b130 Funktionen der psychischen Energie und des Antriebs** bezieht das „Streben nach Befriedigung bestimmter Bedürfnisse ..." ein.
- **d710 Elementare interpersonelle Aktivitäten** beinhaltet das Item **d7104 Soziale Zeichen in Beziehungen** „... in angemessener Weise zu geben ...".

Kriterien zur Beurteilung/Diagnostik/Befundung

↑	Kann persönliche und arbeitsrelevante Bedürfnisse in jeder Situation angemessen äußern. Dies bezieht sich auf den passenden Zeitpunkt, den richtigen Adressaten und den Ausdruck
↗	Kann persönliche und arbeitsrelevante Bedürfnisse unterscheiden, meistens adäquat äußern, findet das richtige Maß und wendet sich an den richtigen Adressaten
→	Äußert Bedürfnisse nur teilweise, unterscheidet dabei nicht immer situationsentsprechend zwischen persönlichen und arbeitsrelevanten Wünschen, wendet sich an falsche oder viele Adressaten oder äußert kaum Wünsche, oder nimmt eigene Bedürfnisse eingeschränkt wahr
↘	Kann eigene Bedürfnisse oft nicht wahrnehmen oder unterscheiden, keine angemessene Äußerung, emotional geprägt, z. B. ungeduldig, gereizt, aggressiv oder Neigung zu Rückzug, oder wendet sich an falsche Adressaten
↓	Äußert keine eigenen Bedürfnisse, wartet darauf, angesprochen zu werden oder formuliert immer zahlreiche Wünsche, die in der Regel wenig Arbeitsrelevanz haben, u. U. emotional stark ausgeprägt, der Arbeitsprozess wird erheblich gestört

Mögliche Fragestellungen, die bei der Befundung hilfreich sein können:

- Wem gegenüber werden Wünsche formuliert?
- Welche Adressatengruppe wird u. U. bevorzugt?
- In welcher Form werden Bedürfnisse deutlich gemacht?
- Welche Bedürfnisse zeigen sich besonders häufig? Z. B. Toilettengang/essen/trinken, Zuwendung/Ansprache/körperliche Nähe, Pausen/Veränderung des Arbeitsinhalts/Hilfestellung, Anerkennung/Lob/Aufmerksamkeit
- Können persönliche von arbeitsrelevanten Bedürfnissen unterschieden werden?
- Werden eigene Bedürfnisse wahrgenommen?
- Werden Wünsche aufgrund der empfundenen Rolle oder übermäßiger Anpassung nicht geäußert?
- Wird der Arbeitsprozess durch „Mangel oder Überschuss“ an Bedürfnisäußerung beeinträchtigt?
- Welche Motivation liegt u. U. geäußerten Wünschen zugrunde? Z. B. Entlastung bei Überforderung, sich nicht anstrengen müssen, sich nicht auseinandersetzen wollen usw.
- Wird Hilfe eingefordert?
- Werden eigene Grenzen rechtzeitig wahrgenommen?
- ______
- ______
- ______

Fähigkeiten oder Defizite in diesem Bereich lassen sich beispielsweise in folgenden Situationen gut beobachten oder befunden:

- Verhaltensbeobachtung in den Bereichen Arbeit, Freizeit, Wohnen
- Teilnahme an Gruppenaktivitäten/Projekten
- Pausensituationen
- Reflexionsgespräche
- Wahl von Arbeitsaufgaben nach geäußerten Wünschen unter Abklärung der Motivation, z. B. eines neuen Werkstückes
- Den „Wunscharbeitsplatz“ mit den idealen eigenen Vorstellungen schildern lassen
- Arbeitsbesprechungen, z. B. morgendliche Teamrunden
- ______
- ______
- ______

Entscheidungsfähigkeit

Definition:
Entscheidungsfähigkeit ist die Fähigkeit, zwischen verschiedenen Möglichkeiten arbeitsrelevant wählen zu können.

Unter diesem Begriff sind u. U. auch folgende Unterpunkte oder Querverweise zu berücksichtigen: Auffassung, Denken, logisch-analytisches Denken, Arbeitsplanung, Selbstvertrauen, Verantwortung, Handlungskompetenz

Mögliche ICF-Einordnung:
- **b1645 Das Urteilsvermögen betreffende Funktionen** „... zwischen verschiedenen Möglichkeiten zu unterscheiden und diese zu bewerten ..."
- **d177 Entscheidungen treffen** benennt es konkret auf Ebene der Aktivitäten.

Kriterien zur Beurteilung/Diagnostik/Befundung

↑	Trifft, ohne zu zögern, bei allen arbeitsbezogenen Handlungen Entscheidungen, die der Aufgabe und den eigenen Fähigkeiten entsprechen
↗	Trifft angemessene arbeitsrelevante Entscheidungen, wägt verschiedene Möglichkeiten sinnvoll ab
→	Findet nach reichlicher Überlegung zu einer eigenen Entscheidung, die meist geeignet ist und/oder benötigt geringe Unterstützung im Abwägen verschiedener Aspekte, Kriterien
↘	Kann auch nach längerer Überlegung keine eigenen Entscheidungen treffen, benötigt viel Unterstützung und/oder macht Entscheidungen an unangemessenen Kriterien fest, trifft vorschnell eine Wahl und/oder lehnt eigene Entscheidungen ab
↓	Trifft keine selbstständige Wahl, ist abhängig von Entscheidungen anderer, trägt keine Verantwortung

Mögliche Fragestellungen, die bei der Befundung hilfreich sein können:

- Ist die Person in der Lage, zwischen zwei Angeboten zu wählen?
- An welchen Kriterien werden eigene Entscheidungen festgemacht?
- Entsprechen getroffene Entscheidungen der Arbeitsaufgabe oder den Regeln vor Ort?
- Wie beeinflussbar ist die Person in der Entscheidungsfindung?
- Wie viel Zeit wird benötigt, um selbst eine Entscheidung fällen zu können?
- Fallen Entscheidungen im privaten Bereich leichter oder schwerer?
- Spielen Erziehung, Sozialisation, frühere Arbeitserfahrung eine Rolle?
- Werden Konsequenzen bei Fehlentscheidungen befürchtet?
- Werden notwendige Entscheidungen im Hinblick auf selbstständiges Handeln getroffen?
- __________
- __________
- __________

Fähigkeiten oder Defizite in diesem Bereich lassen sich beispielsweise in folgenden Situationen gut beobachten oder befunden:

- Reflexionsgespräche (auch z. B. über häuslichen Rahmen)
- Arbeitsaufgaben mit wenigen Vorgaben, Entscheidungsfreiräumen
- Bei Wechsel der Tätigkeit/Aufgabe eine eigene Wahl treffen lassen
- Bei Entscheidungsproblemen eine begrenzte Anzahl von Vorschlägen darbieten
- Leittextorientiertes Arbeiten
- Arbeiten mit mehreren Vorentwürfen, z. B. Skizzen
- Aufgaben mit Planungsanforderungen
- __________
- __________
- __________

Kontakt zu anderen

Definition:
Kontakt zu anderen umfasst die Aufnahme von Beziehungen und die Durchführung von Interaktionen mit anderen am Arbeitsplatz.

Unter diesem Begriff sind u. U. auch folgende Unterpunkte oder Querverweise zu berücksichtigen: Beachtung sozialer Normen, Toleranz, Respekt, Rücksichtnahme, Gesprächsgestaltung, Kommunikationsfähigkeit, Verhalten in der Gruppe, in Arbeits- und Pausensituationen, soziale Bezüge im Leben, Kooperationsfähigkeit, non-verbale Fähigkeiten

Mögliche ICF-Einordnung:

- Im Kapitel 3 *Kommunikation* unterscheidet die ICF zwischen **d329 Kommunizieren als Empfänger anders, oder nicht näher bezeichnet** (beinhaltet in dieser Klassifikationsform außer den gesprochenen Mitteilungen auch die non-verbale Kommunikation, Gebärdensprache u. Ä.) und **d349 Kommunizieren als Sender, anders und nicht näher bezeichnet.**
- **d350 Konversation** erlaubt eine Beurteilung der Fähigkeit, Unterhaltungen zu gestalten.
- Im Kapitel 7 *Interpersonelle Interaktionen und Beziehungen* bezieht sich **d710 Elementare interpersonelle Aktivitäten** auf die „kontextuell und sozial angemessene Weise zu interagieren".

Die ICF ermöglicht es, auch Fähigkeiten in besonderen interpersonellen Beziehungen wie mit Arbeitgebern oder Kunden zu klassifizieren (siehe unter **d730, d740, d7400** usw.).

Kriterien zur Beurteilung/Diagnostik/Befundung

↑	Ist in der Lage, eigenständig die Initiative zur Kontaktaufnahme zu ergreifen, gestaltet Kontakte der jeweiligen Person immer angemessen, findet ein passendes Maß an Kontakten am Arbeitsplatz und pflegt diese auch über einen längeren Zeitraum, geht u. U. Freundschaften ein und ist fähig, im Kundenkontakt zu arbeiten
↗	Nimmt unproblematisch Kontakt zu anderen auf und gestaltet diesen adäquat, interagiert in der Gruppe wie in Einzelsituationen, beginnt Unterhaltungen, geht auch längerfristig engere Kontakte ein, kann Kontakte zu Kunden und Auftraggebern gestalten
→	Nimmt zu einzelnen ausgewählten Personen unproblematisch Kontakt auf und kann Beziehungen halten, oder neigt zur Kontaktfülle, distanziert sich gelegentlich, die Interaktionen werden in der Regel adäquat gestaltet, beteiligt sich sinnvoll an Unterhaltungen, der Arbeitsrahmen wird nicht gestört
↘	Ist in der Kontaktaufnahme gehemmt, zurückgezogenes Verhalten, andere werden wahrgenommen, es muss zur Kontaktaufnahme ermutigt werden, Interaktionen haben nur kurzzeitigen Charakter, Beziehungen/Freundschaften werden nicht über längere Zeiträume aufrechterhalten, fühlt sich unwohl im Kontakt mit anderen, angespannt, sagt sehr wenig, oder Distanzlosigkeit, oberflächlich, wahllose, häufige Kontaktsuche, bringt sich mit unangemessenen Themen ein, der Arbeitsrahmen wird zeitweise gestört
↓	Ausgesprochen kontaktarm, nimmt keinen Kontakt zu anderen auf, totaler Rückzug, keine Interaktionen mit anderen, reagiert nur ganz kurzzeitig auf Kontaktaufnahme anderer, kann den Kontakt nicht halten, erscheint unnahbar oder distanziert, oder distanzloses Verhalten, bringt häufig unangemessene Themen ein, Bemerkungen stehen u. U. in keinem Zusammenhang zu dem, was andere sagen oder tun, hat zu den meisten Mitpatienten/Mitarbeitern eine negative oder keine Beziehung, fühlt sich unwohl im Kontakt mit anderen, vermeidet Augenkontakt, stört den Arbeitsrahmen

Mögliche Fragestellungen, die bei der Befundung hilfreich sein können:

- Wie nimmt die Person Kontakt auf?
- Zeigt sie eine angemessene Körpersprache in der Interaktion mit anderen?
- Unterstützen Gestik und Mimik die Kommunikation?
- Ist die Person in der Lage, sich sprachlich gut mitzuteilen, Konversation zu betreiben?
- Werden Hilfsmittel zur Kommunikation benutzt, z. B. Bildtafeln, Talker oder Gebärden?
- Sind Tempo, Lautstärke und Intonation angemessen?
- Ist die gegebene Informationsmenge angemessen?
- Wie ist der qualitative und quantitative Kontakt zu Kolleg:innen, Mitpatient:innen, Mitarbeitenden oder Vorgesetzten zu bewerten?
- Wie gestaltet sich der Kontakt zu anleitenden Personen, Therapeut:innen, Gruppenleiter:innen?
- Kann auch zu fremden Personen Kontakt aufgenommen werden?
- Wird der Kontakt auf bestimmten hierarchischen Ebenen eher gesucht? Z. B. Bevorzugung von leitenden Personen oder Praktikant:innen
- Wie verhält sich die Person in Gruppensituationen/Einzelsituationen?
- Beeinflussen Umgebungsfaktoren die Kontaktfähigkeit, z. B. Lautstärke, Gruppengröße?
- Wie lange kann der Kontakt aufrechterhalten werden?
- Wird Blickkontakt gehalten?
- Wie werden Gespräche gestaltet?
- Ist die Person zur Teamarbeit fähig?
- Können auch Kundenkontakte aufgenommen und adäquat gestaltet werden?
- Wie verhält sich die Person am Telefon?
- Welches sind die wichtigsten Personen im Leben, mit wem wird viel Zeit verbracht?
- Wird Hilfe oder Unterstützung im sozialen Umfeld aktiv gesucht und genutzt?
- Werden arbeitsbezogene Informationen vollständig in einer sinnvollen Struktur vermittelt?
- __________
- __________

Fähigkeiten oder Defizite in diesem Bereich lassen sich beispielsweise in folgenden Situationen gut beobachten oder befunden:

- Kontaktaufnahme mit dem/der Ergotherapeut:in beobachten (z. B. Erstkontakt)
- Verhaltensbeobachtung am Gruppenarbeitsplatz
- Verhaltensbeobachtung in Gruppensituationen, z. B. Pausen
- Projektgruppen
- Verhalten bei organisatorischen Angelegenheiten, z. B. Terminvereinbarungen, Behördengänge usw.
- Aufträge mit direktem Kundenkontakt
- Arbeitsaufträge, die Absprachen erfordern
- Teamarbeiten
- Reflexionsgespräche oder interessenbezogene Gespräche
- Anamneseerhebung, insbesondere der Sozialanamnese
- Durchführen von Beobachtungsassessments, z. B. ACIS (Assessment of Communication and Interactiv Skills/MOHO)
- Befunderhebung über Interviews, auch durch die Erhebung der Anamnese
- __________
- __________

Kritik ertragen/üben

Definition:
Kritik ertragen/üben ist einerseits die Fähigkeit, eigene Verhaltensweisen und selbst erbrachte Arbeitsergebnisse von anderen prüfen und bewerten zu lassen und deren Rückmeldung in angemessener Art und Weise entgegennehmen zu können, und andererseits die Fähigkeit, Verhalten und Arbeitsergebnisse anderer in angemessener Form kritisieren zu können.

Unter diesem Begriff sind u. U. auch folgende Unterpunkte oder Querverweise zu berücksichtigen: Misserfolgstoleranz, reale Selbsteinschätzung, Selbstwahrnehmung, Selbstvertrauen, Rücksicht, Toleranz, Kritikfähigkeit, Kritisierbarkeit, Kritische Kontrolle (MELBA)

Mögliche ICF-Einordnung:
Im Kapitel 7 findet sich als elementare interpersonelle Aktivität **d7103 Kritik in Beziehungen**.

Kriterien zur Beurteilung/Diagnostik/Befundung

↑	Fordert Kritik ein und setzt diese konstruktiv um, sucht nach eigenen Fehlern, ist selbstkritisch oder vermag in angemessener, sachlicher Weise Kritik zu vermitteln und Problemlösungen vorzuschlagen, klärt z. B. Konflikte, Missverständnisse direkt mit anderen, trennt dabei bewusst und sicher die sachliche von der persönlichen Ebene
↗	Kann Kritik annehmen und umsetzen, begegnet konstruktiver Kritik mit einer positiven Einstellung, kann sachliche von persönlicher Kritik trennen, ist selbstkritisch bezüglich eigener Arbeiten, oder kann angemessen konstruktive Kritik äußern, drückt negative Gefühle angemessen aus, kritisiert auf einer sachlichen Ebene die Handlungen anderer
→	Nimmt Kritik angemessen an, wenn diese vorsichtig vorgetragen wird, kann sie nicht immer konstruktiv verwerten oder sachlich richtig einordnen, ist in der Lage, nach eigenen Fehlern zu suchen, oder ist in der Lage zu kritisieren, aber nicht in allen Bereichen, z. B. kann sachlich Arbeit kritisieren, jedoch nicht das Verhalten anderer, hat Schwierigkeiten, die persönliche und sachliche Ebene voneinander zu trennen, beurteilt Handlungsergebnisse anderer realistisch
↘	Kann Kritik nur schlecht annehmen, fühlt sich fast immer persönlich kritisiert, reagiert schon bei Hilfestellungen und Ratschlägen ablehnend, zeigt Verletztheit, Misserfolgserlebnis oder Rechtfertigung, manchmal ärgerlich, leugnet bestehende Probleme, widersetzt sich aktiv oder passiv, ist häufig nicht in der Lage, nach eigenen Fehlern zu suchen, nicht selbstkritisch, oder hat Schwierigkeiten, Kritik adäquat vorzubringen, unsachlich, Kritik ohne Grund, zum falschen Zeitpunkt, vermischt persönliche und sachliche Ebene, verletzend, auch wenn die Handlungsergebnisse anderer oft noch realistisch eingeschätzt werden
↓	Kann Kritik nicht annehmen, reagiert u. U. sehr emotional, mit Zorn oder Ärger, unkritisch gegenüber sich selbst oder eigenen Arbeitsergebnissen, widersetzt sich Vorschlägen zur Verbesserung, oder ist völlig unkritisch, erkennt die Fehler anderer nicht oder kritisiert häufig ohne Grund in unangemessener Form, u. U. aggressiv, verletzend, ohne Anlass oder beachtet bzw. beurteilt andere und ihre Handlungen grundsätzlich nicht

Mögliche Fragestellungen, die bei der Befundung hilfreich sein können:
- Wie ist die Reaktion bei Kritik?
- Welche emotionalen Reaktionen zeigen sich? Z. B. aggressiv, hilflos, dankbar, abwehrend, rechtfertigend, uneinsichtig ...
- Kann sachliche von persönlicher Kritik getrennt werden?
- Kann berechtigte von unberechtigter Kritik unterschieden werden?
- Werden andere bei der Kritikäußerung verletzt?
- Kann das Verhalten anderer realistisch eingeschätzt werden?
- Können Sachinteressen vor persönliche Interessen gestellt werden?
- Wird die eigene Meinung vertreten?
- Wie ist die Konfliktfähigkeit?
- Wird Kritik konstruktiv genutzt?
- ______________________________
- ______________________________
- ______________________________

Fähigkeiten oder Defizite in diesem Bereich lassen sich beispielsweise in folgenden Situationen gut beobachten oder befunden:
- Differenzierte(s) Reflexion/Feedback über Arbeitsabläufe und Ergebnisse
- Feedback-Runde innerhalb von Gruppen- oder Teamarbeiten
- Rückmeldung über das eigene Verhalten in Einzelgesprächen
- Fraktionierte Arbeitsabläufe mit gegenseitiger Qualitätskontrolle
- Gesprächs- und Diskussionsrunden
- Eigenbeurteilungsinstrumente
- Selbst- und Fremdeinschätzung
- Verhalten in Reflexionsgesprächen
- Verhalten in Konfliktsituationen
- Beurteilungshilfen, Reflexionsbögen, z. B. im Rahmen leittextgestützten Lernens
- ______________________________
- ______________________________
- ______________________________

Rücksicht/Toleranz

Definition:
Rücksicht/Toleranz meint die Fähigkeit, die Bedürfnisse und Verhaltensweisen anderer wahrzunehmen und zu tolerieren.

Unter diesem Begriff sind u. U. auch folgende Unterpunkte oder Querverweise zu berücksichtigen: Kritik üben/ertragen, eigenes Rollenbild, reale Selbsteinschätzung, Selbstwahrnehmung, Ich-Stärke, Anpassung, Durchsetzung, Teamfähigkeit

Mögliche ICF-Einordnung:
- **d7102 Toleranz in Beziehungen** bezieht sich auf das Verständnis und die Akzeptanz für das Verhalten anderer.

Kriterien zur Beurteilung/Diagnostik/Befundung

↑	Andere Meinungen werden mit einbezogen, überdacht und u. U. angenommen, bringt eigene Wünsche, Werte und Verhaltensweisen in stets angemessener Weise ein, nimmt andere bewusst wahr und toleriert auch abweichendes bis störendes Verhalten, kann sich z. B. im Arbeitsniveau anpassen
↗	Andere werden in ihren Meinungen und ihrem Verhalten auch dann akzeptiert, wenn diese von den eigenen Vorstellungen abweichen, verhält sich im Arbeitsrahmen rücksichtsvoll und kooperativ, kann sich unterschiedlichsten Arbeitspartnern anpassen
→	Nimmt andere wahr, duldet deren Meinungen oder Verhalten, versucht jedoch die eigenen Vorstellungen durchzusetzen, geht dabei manchmal über die Bedürfnisse und Grenzen anderer hinweg
↘	Nimmt andere nur eingeschränkt wahr, ist festgelegt auf eigene Werte und Normen, setzt diese u. U. mit inadäquaten Mitteln durch, grenzüberschreitend, störend
↓	Ist auf eigene Bedürfnisse fixiert, andere werden kaum wahrgenommen, abweichendes Verhalten wird nicht toleriert, reagiert u. U. emotional überschießend oder teilnahmslos

Mögliche Fragestellungen, die bei der Befundung hilfreich sein können:

- Wird das Umfeld adäquat wahrgenommen?
- Werden die Bedürfnisse anderer berücksichtigt?
- Setzt sich die Person mit anderen auseinander?
- Arbeitet die Person mit anderen zusammen?
- Welche Gruppengröße wird akzeptiert?
- Wie verhält sich die Person bei räumlicher Enge?
- Können eigene Bedürfnisse aufgeschoben werden?
- Welche Werte liegen dem Umgang mit anderen Menschen zugrunde?
- Zeigt die Person wertschätzendes Verhalten/Respekt?
- Wie ist der Umgang mit „Schwächeren"?
- ______________________________
- ______________________________
- ______________________________

Fähigkeiten oder Defizite in diesem Bereich lassen sich beispielsweise in folgenden Situationen gut beobachten oder befunden:

- Verhaltensbeobachtung im Arbeitsrahmen, insbesondere z. B. bei räumlicher Enge, gemeinsamer Nutzung von Material, Maschinen, Werkzeugen
- Partner- oder Teamarbeiten
- Fraktionierte Abläufe, Hand-in-Hand-Arbeit
- Gesprächsrunden, z. B. in der Pausensituation
- Reflexionsgespräche anhand eines Eigenbeurteilungsbogens
- Selbst- und Fremdeinschätzung
- Durchführung von Assessments wie z. B. ACIS (Assessment of Communication and Interactiv Skills/ MOHO), HAMET (Modul 3 „Soziale Kompetenzen")
- ______________________________
- ______________________________
- ______________________________

Teamarbeit

Definition:
Teamarbeit beschreibt die Fähigkeit, in gegenseitiger Akzeptanz und unter Einsatz der eigenen Fähigkeiten eine Aufgabe gemeinsam mit anderen zu erfüllen.

Unter diesem Begriff sind u. U. auch folgende Unterpunkte oder Querverweise zu berücksichtigen: Kontakt zu anderen, Rücksicht/Toleranz, Anpassung, Durchsetzung, eigenes Rollenbild, Selbstvertrauen, Teamgröße, Hilfsbereitschaft, Respekt, Rollen

Mögliche ICF-Einordnung:

- Kapitel 2 *Allgemeine Aufgaben und Anforderungen* enthält auch zwei Formen der Teamarbeit **d2103 Eine Einzelaufgabe in einer Gruppe bewältigen** und **d2203 Mehrfachaufgaben in einer Gruppe übernehmen**.

Kriterien zur Beurteilung/Diagnostik/Befundung

↑	Ist in der Lage, mit anderen dauerhaft kooperativ zusammenzuarbeiten, ein gemeinsames Ziel zu verfolgen, dabei die eigenen Ideen einzubringen, die Qualifikationen anderer zu berücksichtigen und sich flexibel auf Gruppenprozesse einzustellen
↗	Kann gemeinsam mit anderen ein Ziel verfolgen, kooperiert mit einer positiven Einstellung, bringt eigene Ideen ein, kann sich bei gemeinsamen, im Team zu erstellenden Produkten mit den Arbeitskollegen abstimmen, reagiert auf Bitten und Bedürfnisse anderer unterstützend, fühlt sich in der Interaktion wohl
→	Kooperiert mit anderen im Rahmen von Teamarbeiten, bringt keine oder wenig Eigeninitiative ein und/oder ist in der Rollenfindung unsicher, kann sich mit unmittelbaren Arbeitskollegen während der Arbeit verständigen, fühlt sich grundsätzlich noch wohl in der Interaktion, sucht aktiv den Kontakt zu Gruppen außerhalb des Arbeitsauftrages z. B. in Pausen
↘	Hat Mühe, sich in ein Team zu integrieren, kooperiert nur in geringem Ausmaß, trifft kaum Absprachen, bringt sich zu wenig oder inadäquat ein, ignoriert u. U. Bitten und Bedürfnisse anderer, verhält sich provokativ oder unsicher, verweigert Arbeitsanteile, sucht aber gelegentlich, z. B. in Pausen, den Kontakt zu Gruppen
↓	Kann nicht mit anderen kooperativ zusammenarbeiten, fühlt sich in der Interaktion mit anderen unwohl, vermeidet z. B. auch in den Pausen den Kontakt zu Gruppen, reagiert u. U. ängstlich oder verhält sich unangemessen, ein gemeinsamer zielorientierter Arbeitsprozess ist nicht möglich

Mögliche Fragestellungen, die bei der Befundung hilfreich sein können:

- Wird Kontakt zu anderen aufgenommen?
- Werden eigene Ideen eingebracht und vertreten?
- Inwieweit spielt die Größe des Teams eine Rolle?
- Besteht die Bereitschaft, anderen zuzuhören und deren Ideen zu überdenken?
- Werden bei Meinungsverschiedenheiten Kompromisse angestrebt?
- Welche Rolle wird innerhalb des Teams eingenommen?
- Werden Absprachen, z. B. über die gemeinsame Benutzung von Arbeitsmitteln, gesucht?
- Kann aktiv eine Aufgabenverteilung angeregt werden?
- Werden andere in die Betätigung eingeschlossen?
- Werden die Bedürfnisse anderer wahrgenommen?
- Wie hilfsbereit zeigt sich die Person?
- Werden angenommene Verpflichtungen eingehalten?
- Ist die Kommunikation auf einzelne Teilnehmer beschränkt?
- Werden Teamprozesse gestört durch Intoleranz, Provokationen, beanspruchendes und behinderndes Verhalten?
- ____________________
- ____________________
- ____________________

Fähigkeiten oder Defizite in diesem Bereich lassen sich beispielsweise in folgenden Situationen gut beobachten oder befunden:

- Arbeitsaufgaben in Partnerarbeit (Zweier-Team)
- Arbeitsaufgaben in Gruppenarbeit (kooperative Gruppe, Einzelarbeit in der Gruppe, Hand-in-Hand-Arbeiten usw.)
- Arbeitsbesprechungen
- Projektarbeiten im Team, z. B. Planung und Durchführung eines Arbeitsauftrages oder einer Gruppenaktivität
- Fraktionierte Fertigung gemeinsamer Produkte
- Arbeit mit Gruppenleittexten
- Kooperative Aufgabendurchführung in enger Zusammenarbeit mit Anleitenden und Therapeut:innen, z. B. Erarbeitung von schriftlichen Anleitungen, Medienerstellung
- Arbeitsaufträge, die die Kontaktaufnahme und Zusammenarbeit mit Kolleg:innen in anderen Abteilungen erfordern
- Durchführung von Assessments zur Beurteilung der Interaktionsfertigkeiten wie z. B. ACIS (Assessment of Communication and Interactiv Skills/MOHO)
- ____________________
- ____________________
- ____________________

Selbstbild

Äußeres Erscheinungsbild

Definition:
Äußeres Erscheinungsbild bezieht sich auf Aspekte des Ersteindrucks und der Körperpflege.

Gesicht:	z. B. Form, Haut, Augen, Physiognomie
Haare:	z. B. Farbe, dicht, dünn, gefärbt, Schnitt, gepflegt, gekämmt
Körperbau:	z. B. Größe, Gewicht, sportlich, gedrungen, asketisch
Körperhaltung/Gangbild:	z. B. aufrecht, gebeugt, schwungvoll
Körperpflege:	z. B. gepflegt, ungepflegt, Körpergeruch, Make-up
Kleidung:	z. B. modisch, situationsangepasst, vernachlässigt, altersentsprechend, der Jahreszeit entsprechend
(Mimik/Gestik:	z. B. ausdrucksstark, ausdrucksarm, situationsangemessen)

Unter diesem Begriff sind u. U. auch folgende Unterpunkte oder Querverweise zu berücksichtigen: Körperliche Verfassung, körperliche Einschränkungen, eingesetzte Hilfsmittel (Seh- und Hörhilfen, Mobilitätshilfen), Sprechen, Sprache, affektiver Bereich, Stimmungslage, soziale Herkunft, Lebensverhältnisse, lebenspraktische Fähigkeiten, Ausdrucksfähigkeit, Medikamentenbeeinträchtigung
Aspekte des äußeren Erscheinungsbildes sind im Befund ggf. im Einzelnen zu differenzieren, ihre eventuelle Relevanz am Arbeitsplatz zu beschreiben.

Mögliche ICF-Einordnung:

- Aus dem Kapitel 5 *Selbstversorgung:*
  - **d510 Sich waschen**
  - **d520 Seine Körperteile pflegen** (Haut, Zähne, Haar, Fingernägel, Fußnägel)
  - **d540 Sich kleiden** (bezieht sich auf das Anziehen an sich, aber ebenso auf die passende Auswahl von Kleidung)

Ggf. sind hier strukturelle Aspekte der Haut oder Hautanhangsgebilde gesondert zu beschreiben (siehe Kapitel 8 ICF *Körperfunktionen/Körperstrukturen*), z. B. Haarausfall, ausgeprägte Narbenbildung o. Ä.

Kriterien zur Beurteilung/Diagnostik/Befundung

↑	Sehr gepflegtes Äußeres, die Kleidung ist jederzeit situationsangepasst und sauber, legt viel Wert auf Körperpflege, die Hygiene bei der Arbeit ist dauerhaft vorbildlich
↗	Gepflegtes Erscheinungsbild, achtet auf Körperpflege und trägt situationsangemessene Kleidung, die Hygiene bei der Arbeit ist oft vorbildlich
→	Wirkt noch gepflegt, manchmal Auslassungen, z. B. in der Haarpflege oder Körpergeruch oder unsaubere Kleidung, die in der Art der Situation aber angemessen ist, die Hygiene bei der Arbeit ist noch gut
↘	Insgesamt eher ungepflegter Eindruck, vernachlässigt deutlich Aspekte der Körper- oder Kleiderpflege, störend für andere, z. B. Körpergeruch, benötigt äußere Anstöße, um der Körperpflege nachzukommen
↓	Dauerhaft ungepflegtes Erscheinungsbild, u. U. mangelnde Selbstwahrnehmung, nicht einsichtig, benötigt konsequente Unterstützung, Hilfen, achtet bei der Arbeit nicht auf Hygiene

Mögliche Fragestellungen, die bei der Befundung hilfreich sein können:

- Ist sich die Person ihrer eigenen Wirkung auf andere bewusst?
- Wie ist die Selbstwahrnehmung, Körperwahrnehmung einzuschätzen?
- Wie selbstständig kümmert sich die Person um Aspekte des äußeren Erscheinungsbildes?
- Welche sozialen Bedingungen liegen vor? Z. B. Wohnumfeld, Partnerschaft, Eltern
- Besteht ein Gefahrenbewusstsein z. B. bezüglich unangemessener Arbeitskleidung im Umgang mit Maschinen?
- Können Arbeitsplätze mit hygienischen Anforderungen, z. B. Küchenarbeit, ausgefüllt werden?
- Beeinflussen Aspekte der äußeren Erscheinung die Arbeitsfähigkeiten? Z. B. Bewegungseinschränkung durch einengende Kleidung, Gangunsicherheit durch unangepasstes Schuhwerk, eingeschränkte Belastbarkeit durch Übergewicht
- Hat sich das äußere Erscheinungsbild im Laufe der Zeit oder durch Auftreten einer Erkrankung deutlich verändert?
- Gibt es sichtbare Zusammenhänge zwischen äußerem Erscheinungsbild und der vorherrschenden Stimmungslage?
- Welche Rolle spielen medikamentöse Nebenwirkungen, z. B. Speichelfluss oder Minderung der Mimik?
- Ist sich die Person der Anforderungen an das äußere Erscheinungsbild im Arbeitskontext bewusst?
- Entsprechen Auftreten und Aussehen der ausgeübten Rolle?
- ______________________________
- ______________________________
- ______________________________

Fähigkeiten oder Defizite in diesem Bereich lassen sich beispielsweise in folgenden Situationen gut beobachten oder befunden:

- Verhaltensbeobachtung im Arbeitsrahmen
- Hygieneverhalten im Rahmen von Pausen oder lebenspraktischen Aufgabenstellungen
- Rücksprache mit pflegendem Personal oder Angehörigen
- Diagnostik der Körperwahrnehmung
- Diagnostik der lebenspraktischen Fähigkeiten und lebenspraktisches Training
- ______________________________
- ______________________________
- ______________________________

Eigenes Rollenbild

Definition:
Eigenes Rollenbild beschreibt die Fähigkeit, die Rolle als Arbeitnehmer:in/Arbeitende:r realistisch einzuschätzen, sie einnehmen und ausfüllen zu können.

Unter diesem Begriff sind u. U. auch folgende Unterpunkte oder Querverweise zu berücksichtigen: Sich Anforderungen und Aufgaben bewusst sein, Fähigkeiten realistisch einschätzen zu können, Selbstbild, Motivation, Übernahme von Verantwortung, Zuverlässigkeit, Rollenskript entwickeln können, Bewusstsein der sozialen Identität, resultierendes angemessenes Verhalten

Mögliche ICF-Einordnung:

- Im Unterkapitel *Arbeit und Beschäftigung* aus dem Kapitel *8 Bedeutende Lebensbereiche* der ICF kommen hierzu **d845 Eine Arbeit erhalten, behalten und beenden, d850 Bezahlte Tätigkeit** und **d855 Unbezahlte Tätigkeit** in Frage.
- Im Kapitel 7 *Interpersonelle Interaktionen und Beziehungen/Besondere interpersonelle Beziehungen* wird mit **d740 Formelle Beziehungen** explizit auch auf die Beziehungsgestaltung zu Arbeitgebern, Autoritätspersonen, Untergebenen oder Gleichrangigen, wie z. B. Kollegen verwiesen.

Kriterien zur Beurteilung/Diagnostik/Befundung

↑	Kann Rolle sehr gut einschätzen, kann sie einnehmen und voll ausfüllen, sich mit ihr identifizieren, ist sich aller Verpflichtungen und Rechte, die aus der Rolle resultieren, bewusst, zeigt immer angemessenes Verhalten
↗	Kann Rolle in ihren Anforderungen einschätzen, nimmt sie ein, entspricht den Rollenerwartungen, ohne sich u. U. voll mit der Rolle zu identifizieren, und/oder schätzt Rollenerwartungen selten in Situationen falsch ein
→	Das Rollenskript ist in Grundzügen vorhanden, benötigt manchmal Hilfe, um daran gebundene Verpflichtungen und Rechte richtig einschätzen zu können, Erwartungen müssen u. U. deutlich formuliert werden, und/oder Rollenbild entspricht nicht der Position des/der Stelleninhaber:in
↘	Schätzt die Erwartungen an die Rolle falsch und/oder unrealistisch ein, versucht sie einzunehmen, das Verhalten ist oft nicht situationsentsprechend, haftet an oder verfällt in nicht angemessene Rollen, leitet unpassende Verpflichtungen oder Rechte aus dem vorhandenen Rollenskript ab
↓	Kann Rolle nicht einschätzen, kann sie nicht einnehmen und ausfüllen, wählt inadäquate Rollenbilder, muss häufiger korrigiert werden, das Verhalten entspricht nicht der Situation

Mögliche Fragestellungen, die bei der Befundung hilfreich sein können:

- Wie sieht die Person die Rolle als Arbeitnehmer:in, wie wichtig ist sie ihr?
- Wie differenziert und realistisch ist das vorhandene Rollenskript?
- Wird ein rigides Rollenverhalten demonstriert?
- Inwieweit beeinflussen Antrieb, Interesse, Motivation das realistische Rollenbild?
- In welcher Rolle präsentiert sich die Person? (Z. B. auch Rolle des/der angepassten Patient:in, des/der Lernenden, des/der überkritischen Mitarbeiter:in, des/der erfahrenen Mitarbeiter:in, der „rechten Hand" der Gruppenleitung usw.)
- Passt das präsentierte Rollenverhalten zur derzeitigen Position des/der Stelleninhaber:in? (Z. B. auch bei Teilnehmenden an Reha-Maßnahmen, Umschüler:innen, Berufsbildungsmaßnahme usw.)
- Benennt die Person andere Rollen im Leben (z. B. Hausfrau/-mann, Partner:in, Freund:in, Hobbyist, Ehrenamtliche:r, Vater, Mutter o. Ä.) Werden die Anforderungen dieser Rollen realistisch eingeschätzt? Werden die Rollen angemessen ausgefüllt?
- Welchen Gruppen gehört die Person an?
- Welche Faktoren beeinflussen das jetzige Rollenbild? Z. B. Selbstvertrauen, reale Selbsteinschätzung
- Kann die derzeitige Arbeitssituation/Therapiesituation z. B. in einer klinischen Arbeitstherapie mit dem Rollenskript eines Arbeitnehmers verknüpft werden? Oder wählt die Person vielleicht bewusst eine andere Rolle, da der Rahmen nicht der Realität entspricht?
- Welche täglichen Routinen werden beschrieben oder lassen sich beobachten?
- Ist die Person in der Lage, sich neue Rollen anzueignen?
- Beschreibt sie Rollenkonflikte? Gibt es eine Diskrepanz zwischen eigenen Erwartungen und persönlichen Fähigkeiten?
- Gab es Rollenverluste im Leben der Person?
- Wie wichtig sind vorhandene Rollen und werden sie wertgeschätzt?
- Werden Rollenvielfalt und Rollenverständnis durch weitere Faktoren wie Alter, Geschlecht, Religion, kultureller Hintergrund, Herkunft usw. beeinflusst?

- ____________________
- ____________________
- ____________________

Fähigkeiten oder Defizite in diesem Bereich lassen sich beispielsweise in folgenden Situationen gut beobachten oder befunden:

- Ausführung von Arbeitsaufträgen unter „realistischen" Arbeitsbedingungen
- Rollenskript, Anforderungen bestimmter Rollen im Gespräch erfragen
- Berufs- und Arbeitsanamnese, weiche Daten
- Reflexionsgespräche
- Erarbeitung von Informationsmaterial, z. B. Unterlagen über Anforderungen im Rahmen einer Ausbildung
- Verhaltensbeobachtung in allen Arbeitsbezügen, insbesondere auch Rollen am Gruppenarbeitsplatz
- Erteilung von Aufträgen mit Koordinationscharakter und Übernahme von Verantwortung
- Rollencheckliste nach Kielhofner (MOHO)

- ____________________
- ____________________
- ____________________

Reale Selbsteinschätzung

Definition:
Reale Selbsteinschätzung ist die Fähigkeit, die eigenen Möglichkeiten und Grenzen in Bezug auf gestellte Anforderungen realistisch einzuschätzen.

Unter diesem Begriff sind u. U. auch folgende Unterpunkte oder Querverweise zu berücksichtigen: Eigenes Rollenbild, Fremdeinschätzung, Realitätsbezug, Krankheitseinsicht/Compliance, Selbstwahrnehmung, Selbstkontrolle

Mögliche ICF-Einordnung:
- **b180 Selbstwahrnehmung und die Zeitwahrnehmung betreffende Funktionen** verweist auf die bewusste Wahrnehmung der eigenen Identität, inklusive Funktionen, Selbsterfahrung, Körperschema und Zeitwahrnehmung.
- Ggf. ist auch eine Berücksichtigung unter **d859 Arbeit und Beschäftigung, anders oder nicht näher bezeichnet** möglich, da die Fähigkeit stark mit der Auswahl und Entscheidung für die Form beruflicher Tätigkeit in Zusammenhang steht und ggf. zu Beeinträchtigungen des Leistungsvermögens am gewählten Arbeitsplatz führt.

Im Zusammenhang mit Krankheitseinsicht und Compliance liegt nahe, dass es sich hier im Besonderen um einen Aspekt der personbezogenen Kontextfaktoren handelt, der entsprechend zu dokumentieren ist, da die Auswirkungen auf den Teilhabebereich Arbeit oft gravierend sind.

Kriterien zur Beurteilung/Diagnostik/Befundung

↑	Die Selbsteinschätzung ist realitätsbezogen, die eigenen Fähigkeiten werden den Anforderungen entsprechend eingeschätzt, ist sich der Grenzen bewusst, Selbst- und Fremdeinschätzung stimmen in hohem Maße überein
↗	Ist überwiegend realitätsbezogen, nur in wenigen Punkten Tendenz zur Über- oder Unterschätzung, wählt Aufgaben, die den eigenen Fähigkeiten entsprechen und zu bewältigen sind, ist sich eigener Grenzen bewusst, selbstkritisch, Selbst- und Fremdeinschätzung stimmen noch überein
→	Hat Mühe mit der realen Selbsteinschätzung, zeigt die Tendenz zur Über- oder Unterschätzung von Anforderungen bzw. eigenen Fähigkeiten, deutliche Differenzen in der Selbst- und Fremdeinschätzung, zu selbstkritisch oder idealisierend, ggf. Unfallbereitschaft, zögerndes Herangehen an neue Situationen oder kritikloser Beginn, die eigene Leistung kann, wenn sie konkret messbar ist, realistisch eingeschätzt werden, z. B. Stückzahlen
↘	Zeigt oft unrealistische Einschätzung, eigene Möglichkeiten und Grenzen werden nur teilweise erkannt und in Beziehung zu Aufgabenstellungen gesetzt, deutliche Differenzen zur Fremdeinschätzung, geringe Reflexionsfähigkeit, Risikoverhalten beobachtbar, kann die eigene Leistung manchmal, z. B. im direkten Vergleich mit anderen einschätzen, benötigt Unterstützung, um eigene Stärken nutzen zu können
↓	Zeigt überwiegend unrealistische Selbsteinschätzung ohne Gefahrenbewusstsein, lernt nicht aus Fehlern, zeigt unsicheres Verhalten selbst in bekannten Situationen, oder fehlender Realitätsbezug, kann die eigene erbrachte Arbeitsleistung auch mit Hilfestellung nicht ermessen, ist auf die Beurteilung durch andere angewiesen, reflektiert nicht über eigene Fähigkeiten, oft resignative Grundhaltung

Mögliche Fragestellungen, die bei der Befundung hilfreich sein können:

- Können Stärken und Grenzen benannt werden?
- Werden eigene Grenzen akzeptiert?
- Wie ist die Einstellung zu Krankheit oder Behinderung?
- Werden Gefahren richtig eingeschätzt?
- Können eigene Fähigkeiten und die Anforderung einer Aufgabe abgeglichen werden?
- Wie ist die Reflexionsbereitschaft?
- Anhand welcher Kriterien/Normen werden die eigenen Fähigkeiten oder Defizite eingeschätzt?
- Mit wem vergleicht sich die Person?
- Wie nähert sie sich neuen Arbeitsaufgaben?
- Welcher Schwierigkeitsgrad von Aufgaben wird gewählt?
- Neigt die Person grundsätzlich zur schlechteren oder idealisierenden Einschätzung von eigenen Fähigkeiten und Arbeitsergebnissen?
- Liegt eine grundsätzliche Anspruchshaltung vor? Z. B. welche Qualität des Arbeitsergebnisses wird akzeptiert?
- Können Leistungsaspekte der eigenen Arbeit real eingeschätzt werden, z. B. die benötigte Zeit oder die erreichbare Menge?
- In welchem Maße stimmen Selbst- und Fremdeinschätzung überein?
- Gelingt eine realistischere Selbsteinschätzung, wenn z. B. durch den/die Ergotherapeut:in Kriterien an die Hand gegeben werden?
- Wurde der Einsatz eines Eigenbeurteilungsbogens verständlich erklärt?
- Wie sicher ist die Einschätzung eigener Fähigkeiten? Neigt die Person evtl. dazu, sich einer anderen Meinung anzupassen?
- Welche Aspekte der Sozialisation (z. B. der Erziehung) haben heute noch Einfluss auf die reale Einschätzung der eigenen Fähigkeiten? Z. B. „Unser Sohn hatte schon immer zwei linke Hände" usw.
- ________________________
- ________________________

Fähigkeiten oder Defizite in diesem Bereich lassen sich beispielsweise in folgenden Situationen gut beobachten oder befunden:

- Eigenbeurteilungsbögen und Reflexionsgespräche
- Durchführung von Assessments zur Selbsteinschätzung wie z. B. OSA (Occupational Self Assessment/MOHO), COPM (Canadian Occupational Performance Measure/CMOP)
- Selbsteinschätzung anhand von Profilwerten z. B. über das Verfahren MELBA (Merkmalprofile zur Eingliederung Leistungsgewandelter und Behinderter in Arbeit)
- Vergleich von Fremd- und Selbsteinschätzung
- Leittextaufgaben mit Ergebniskontrolle und -bewertung im Gespräch und Angebot von Auswertungsunterlagen zur z. B. Einschätzung von Prozess und Produkt, Qualität
- Verhaltensbeobachtungen im Arbeitsprozess, z. B. bei Beginn neuer Aufgaben, oder eine neue Aufgabe entsprechend der eigenen Fähigkeiten wählen lassen
- Führen eines Arbeitstagebuchs nach festgelegten Kriterien
- Verhaltensbeobachtung im Umgang mit Maschinen
- ________________________
- ________________________

Selbstständigkeit

Definition:
Selbstständigkeit ist die Fähigkeit, innerhalb eines durch Ausbildung oder Erfahrung abgesteckten Rahmens arbeitsrelevante Entscheidungen treffen und in die Tat umsetzen zu können. Selbstständigkeit bedarf damit der Fähigkeit zu eigenverantwortlichem Handeln (MELBA).

Unter diesem Begriff sind u. U. auch folgende Unterpunkte oder Querverweise zu berücksichtigen: Arbeits- und Handlungsplanung, Eigeninitiative, Verantwortung, Übersicht, reale Selbsteinschätzung, Selbstvertrauen, Entscheidungsfähigkeit

Mögliche ICF-Einordnung:
- **b164 Höhere kognitive Funktionen** verweist auf die exekutiven Funktionen, die Grundlage selbstständigen Handelns sind.
- Auf Aktivitätenebene lässt sich die Fähigkeit unter **d2102 Eine Einzelaufgabe unabhängig übernehmen** oder **d2202 Mehrfachaufgaben unabhängig übernehmen** einordnen.

Kriterien zur Beurteilung/Diagnostik/Befundung

↑	Arbeitet vollkommen selbstständig, trifft selbst Entscheidungen und kann auch komplexe Aufgaben erkennen, initiieren und über einen längeren Zeitraum koordinieren
↗	Kann die notwendigen Teilaufgaben einer komplexen Arbeit erkennen und entsprechend der eigenen Qualifikation ausführen, nutzt dabei selbstständig vorhandene Hilfen und greift auf Erfahrungen zurück
→	Versucht in höchstmöglichem Maße Teilaufgaben selbstständig zu bewältigen, bedarf gelegentlicher Hilfestellung, trifft Entscheidungen und nutzt vorhandene Hilfen und Informationsquellen, kann bei umfangreichen Arbeiten die Reihenfolge selbstständig festlegen
↘	Wenig selbstständiges Handeln, benötigt intensive Einweisung und Übung, Routinearbeiten werden bewältigt, trifft einfache Entscheidungen, wenn Alternativen vorgegeben sind, kann bei einfachen Arbeiten die Reihenfolge selbstständig festlegen, muss an Nutzung von Hilfen häufig erinnert werden
↓	Benötigt Hilfestellung, Einzelbetreuung, auch einfache Entscheidungen fallen schwer, wählt zwischen zwei vorgegebenen Alternativen, einfache Routinearbeiten werden kurzzeitig selbstständig ausgeführt, die Arbeitsschritte müssen unveränderbar festgelegt und vorgegeben sein

Mögliche Fragestellungen, die bei der Befundung hilfreich sein können:

- Kann nach Arbeitsanleitung oder -plan gearbeitet werden?
- Wird eigenständig Hilfe eingefordert?
- Werden vorhandene Informationsquellen genutzt?
- Wird die Arbeit selbstständig begonnen?
- Wie häufig ist Hilfestellung erforderlich?
- Werden eigene, den Arbeitsprozess betreffende Entscheidungen gefällt?
- Ist wiederkehrende äußere Motivation und Ermutigung notwendig?
- Ist das Anforderungsniveau der Aufgabe individuell passend gewählt?
- Welche Erfahrungen, Kenntnisse können in die gewählte Aufgabenstellung eingebracht werden?
- Kann der Arbeitsplatz selbstständig eingerichtet werden?
- Können erlernte Arbeitswege, Methoden usw. selbstständig bei Wiederholung ausgeführt werden?
- Inwieweit beeinflussen andere Aspekte die Selbstständigkeit? Z. B. Selbstvertrauen oder die Angst vor Fehlern?
- Werden selbstständig Handlungsziele formuliert?
- Wird die Arbeit selbst überwacht und kontrolliert?
- Werden Störungen und Hindernisse im Prozess selbstständig überwunden?
- ______
- ______
- ______

Fähigkeiten oder Defizite in diesem Bereich lassen sich beispielsweise in folgenden Situationen gut beobachten oder befunden:

- Beobachtungen im Arbeitsprozess
- Aufgaben nach Leittext
- Arbeiten nach Anleitungen, Plänen, Skizzen, Modell
- Wiederholung bekannter Tätigkeiten
- Lebenspraktische Aufgaben
- Freie Gestaltung von Arbeiten, Aufgaben
- Einrichtung des Arbeitsplatzes
- Selbstständige Organisation eines Ablaufes, z. B. einzelner Fertigungsschritte eines Produktes
- ______
- ______
- ______

Selbstvertrauen

Definition:
Selbstvertrauen ist die Fähigkeit, sich seiner Stärken im körperlichen, intellektuellen und zwischenmenschlichen Bereich bewusst zu sein und darauf zu vertrauen.

Unter diesem Begriff sind u. U. auch folgende Unterpunkte oder Querverweise zu berücksichtigen: Selbstwahrnehmung, Selbstbild, Selbstkontrolle, Selbstbewusstsein, reale Selbsteinschätzung, Ich-Stärke, Misserfolgstoleranz, Selbstständigkeit, Eigeninitiative, Erfolgserwartung

Mögliche ICF-Einordnung:
- **b1266 Selbstvertrauen** wird als Funktion der Persönlichkeit in der ICF benannt und im Gegensatz zu Zaghaftigkeit, Unsicherheit und Zurückhaltung interpretiert.

Kriterien zur Beurteilung/Diagnostik/Befundung

↑	Arbeitsprozesse/Aktivitäten werden eigeninitiativ gestartet und ausgeführt, Erwartungen an die eigene Person werden realistisch eingeschätzt, sicheres selbstbewusstes Auftreten und Handeln in allen Kompetenzbereichen, starke Überzeugung eigener Effektivität, sucht Herausforderungen
↗	Erwartet Erfolg, nur manchmal zögerlicher Beginn von Aktivitäten, nach eingetretenen Erfolgen deutliche Zunahme von Eigeninitiative und dem Gefühl der Sicherheit, keine Unterstützung erforderlich, behält eine positive Sicht bei
→	Arbeitsprozesse/Aktivitäten werden zögernd angegangen, zeitweise ist Unterstützung notwendig, Zweifel/Misserfolgserwartungen werden manchmal geäußert, fühlt sich nicht in allen Bereichen kompetent, traut sich z. B. auf der intellektuellen Ebene deutlich mehr zu als auf der zwischenmenschlichen Ebene
↘	Arbeitsprozesse/Aktivitäten werden häufig erst nach Hilfestellung und Motivationsarbeit begonnen, benötigt auch in der Aktivitäts- oder Handlungsphase Unterstützung, Misserfolgserwartungen werden vor und während der Arbeit geäußert, Teilerfolge, Erfolgserlebnisse werden nicht immer als bestärkend empfunden, deutlich mangelnde Kontrollüberzeugung bezogen auf das eigene Verhalten und die erwünschten Ergebnisse
↓	Grundsätzlich mangelnde Kontrollüberzeugung, Aktivitäten werden selten ohne Hilfestellung begonnen, unterstützende, ermutigende Begleitung erforderlich, häufiges Äußern von Ängsten und Unsicherheiten, Hilflosigkeit, Versagensgefühle, Erfolge verändern das Bild kaum oder gar nicht

Mögliche Fragestellungen, die bei der Befundung hilfreich sein können:

- Wie realistisch werden eigene Stärken und Schwächen eingeschätzt?
- Wie viel Unterstützung wird zu Beginn der Arbeit benötigt?
- Welche Art von Hilfe wird gesucht?
- Werden Erfolgs- oder Misserfolgserwartungen geäußert?
- Beeinflussen körperliche Einschränkungen das Selbstvertrauen (z. B. Tremor o. Ä.)?
- Ist das Maß des Selbstvertrauens in allen Betätigungsbereichen gleich?
- Welche Vorerfahrungen beeinflussen u. U. das vorhandene Gefühl von Kompetenz?
- Wie präsentiert sich die Person bei Anforderungen?
- Werden Herausforderungen angenommen oder gesucht?
- Werden die eigenen Fähigkeiten auch vor anderen vertreten?
- Zeigt sich eine Zunahme des Selbstvertrauens bei z. B. der Wiederholung von Aktivitäten, nach Erfolgserlebnissen?
- Welche körperliche Leistungsfähigkeit traut sich die Person zu?
- Welche Faktoren beeinflussen das Selbstvertrauen Aufgaben anzugehen und zu bewältigen? Z. B. Komplexität, Dauer, Umweltfaktoren usw.

- ____________________
- ____________________
- ____________________

Fähigkeiten oder Defizite in diesem Bereich lassen sich beispielsweise in folgenden Situationen gut beobachten oder befunden:

- Neue Aufgabenstellungen
- Aufgaben mit wenig strukturierenden Hilfen
- Aufgaben nach eigener Einschätzung wählen lassen
- Wiederholung bekannter Tätigkeiten
- Lebenspraktische Tätigkeiten
- Einschätzung der eigenen Fähigkeiten in Gesprächen erfragen
- Eigenbeurteilungsbögen
- Verhaltensbeobachtung im interaktionellen Rahmen, z. B. im Kontakt mit Kolleg:innen oder Kund:innen

- ____________________
- ____________________
- ____________________

Selbstwahrnehmung

Definition:
Selbstwahrnehmung ist die Fähigkeit, die eigenen Empfindungen und das eigene Verhalten wahrzunehmen und in der Wirkung auf andere einschätzen zu können.

Unter diesem Begriff sind u. U. auch folgende Unterpunkte oder Querverweise zu berücksichtigen: Selbsteinschätzung, Körperbewusstsein, Körperschema, Körperimago, Kontrollüberzeugung, Selbstüberwachung

Mögliche ICF-Einordnung:
- **b180 Die Selbstwahrnehmung und die Zeitwahrnehmung betreffende Funktionen** beinhaltet sowohl die Selbstwahrnehmung und das Körperschema als mentale Funktion.

Kriterien zur Beurteilung/Diagnostik/Befundung

↑	Kann Gefühle und eigenes Verhalten differenziert wahrnehmen, reflektieren und einordnen
↗	Kann Empfindungen und eigenes Verhalten in den meisten Situationen gut wahrnehmen und kann adäquat im sozialen Umfeld damit umgehen, ist in der Lage, differenziert zu reflektieren
→	Nimmt nicht alle Qualitäten in Bezug auf die eigene Person wahr, neigt u. U. zur Verdrängung einzelner Aspekte, leidet unter Einschränkungen der Wahrnehmung, z.B. der Körperwahrnehmung, oder zeigt eine gesteigerte Aufmerksamkeit auf einzelne Aspekte, es kann zu Problemen im sozialen Umfeld kommen, profitiert durch Reflexion
↘	Die Wahrnehmung der eigenen Person ist nur in Teilbereichen intakt, neigt dazu, viele Aspekte zu ignorieren, es kommt zu Störungen im sozialen Umfeld, kann Reflexion nur selten mit der eigenen Person in Verbindung setzen
↓	Kann eigene Empfindungen oder Verhalten kaum benennen, einordnen und einschätzen, gesteigerte oder geminderte Wahrnehmung zeigt sich in vielen Qualitäten, das eigene Verhalten kann nicht in Bezug zu anderen gesehen werden

Mögliche Fragestellungen, die bei der Befundung hilfreich sein können:

- Ist es möglich, eigene Gefühle, Stärken, Grenzen usw. zu formulieren?
- Werden auch für Außenstehende „sichtbare" Befindlichkeiten selbst wahrgenommen? Z. B. Unruhe, Zurückgezogenheit, Angespanntheit
- Wie ist der Gefühlsausdruck?
- Wird der eigene Körper wahrgenommen? Z. B. längeres Arbeiten in unbequemen Haltungen
- Stehen einzelne Empfindungen im Vordergrund? Z. B. körperliche Beschwerden oder belastende Gedanken
- Stimmen Selbst- und Fremdwahrnehmung überein?
- ______
- ______
- ______

Fähigkeiten oder Defizite in diesem Bereich lassen sich beispielsweise in folgenden Situationen gut beobachten oder befunden:

- Verhaltensbeobachtung in verschiedenen alltäglichen Situationen
- Reflexionsgespräche
- Feedback
- Einsatz von Selbst- und Fremdbeurteilungsbögen
- Gezielte Übungen, Aktivitäten zur Körperwahrnehmung auch z. B. durch Erarbeiten von ergonomischen Verhaltensrichtlinien am Arbeitsplatz
- Rollenspiel
- ______
- ______
- ______

Verantwortung

Definition:
Verantwortung ist die Fähigkeit, gemäß sachlichen und zeitlichen Übereinkünften eine Arbeitsaufgabe zu erledigen und für das daraus resultierende Ergebnis einstehen zu können (teilw. MELBA).

Unter diesem Begriff sind u. U. auch folgende Unterpunkte oder Querverweise zu berücksichtigen: Umgang mit Sicherheitsvorschriften, gewissenhafter Umgang mit Arbeitsmaterialien, Einhaltung von Qualitätskriterien, Zuverlässigkeit, Selbstvertrauen, reale Selbsteinschätzung, Belastbarkeit, Teamarbeit, Umgang mit Erwartungen, Pflichterfüllung

Mögliche ICF-Einordnung:
- **d2400 Mit Verantwortung umgehen**

Kriterien zur Beurteilung/Diagnostik/Befundung

↑	Arbeitet sorgfältig und gewissenhaft auch mit wertvollen oder gefährlichen Materialien, beachtet zuverlässig alle Sicherheitsvorkehrungen und übernimmt Verantwortung auch für die Gesundheit anderer, absolut zuverlässig in der Einhaltung von terminlichen und sachlichen Absprachen
↗	Übernimmt für eigene arbeitsrelevante Absprachen und Regeln die volle Verantwortung, gewissenhafter Umgang mit allen Arbeitsmitteln, verantwortungsvolle Zusammenarbeit mit anderen
→	Weitgehend sorgfältig und gewissenhaft, hält Absprachen ein, braucht gelegentlich Hinweise z. B. zur Einhaltung von Sicherheitsvorschriften, kann konstruktive Kritik verwerten, ist bemüht, der Verantwortung gerecht zu werden
↘	Kann nur mit weniger gefährlichen Arbeitsmitteln arbeiten, hält Sicherheitsvorschriften nicht zuverlässig ein und/oder hält sich nicht an sachliche Absprachen, unzuverlässig in der Zusammenarbeit, und/oder kann nur kleinere Verantwortungsbereiche tragen, weist anderen u. U. Schuld zu, überschaut die Auswirkungen eigenen Verhaltens nicht
↓	Kann nur im geringsten Umfang verantwortungsvoll handeln, hält sich z. B. nicht an Absprachen, unzuverlässig, benötigt sicheren Arbeitsrahmen, lehnt Verantwortung ab oder reagiert unangebracht

Mögliche Fragestellungen, die bei der Befundung hilfreich sein können:

- Übernimmt die Person die Verantwortung für Arbeitsablauf und Ergebnis?
- Wie werden Werkzeuge, Maschinen und Materialien gehandhabt?
- Bezieht sich die Übernahme von Verantwortung nur auf die eigene Person?
- Werden Absprachen zuverlässig eingehalten?
- Zeigt sich die Person belastet bei Übertragung von Verantwortung?
- Neigt sie dazu, Verantwortung an andere abzugeben?
- Passt das Empfinden von Verantwortung zum situativen Kontext oder fühlt sich die Person z. B. „für alles" verantwortlich?
- Inwieweit sind Normen, Werte oder Erwartungen anderer bewusst?
- Können Konsequenzen des eigenen Verhaltens unter Einbeziehung des betroffenen Umfeldes abgewägt werden?
- Wird Verantwortung in einem zur Rolle passenden, angemessenen Maß übernommen?
- ______
- ______
- ______

Fähigkeiten oder Defizite in diesem Bereich lassen sich beispielsweise in folgenden Situationen gut beobachten oder befunden:

- Verhaltensbeobachtung im Arbeitsprozess, insbesondere auch Umgang mit Material, Werkzeugen und Maschinen
- Treffen klarer Arbeitsabsprachen
- Arbeiten mit Termincharakter und festgelegten Qualitätsstandards
- Arbeiten mit gefährlichen oder wertvollen Materialien
- Übernahme von Kundenaufträgen
- Arbeitsplatzgestaltung, Beachtung von Ordnung und Sicherheit am eigenen oder am Gruppenarbeitsplatz
- ______
- ______
- ______

Emotionale Fähigkeiten

Gefühlsausdruck

Definition:
Gefühlsausdruck ist die Fähigkeit, Emotionen der Situation entsprechend äußern und ausdrücken zu können.

Unter diesem Begriff sind u. U. auch folgende Unterpunkte oder Querverweise zu berücksichtigen: Gestik, Mimik, Körperhaltung, Stimme usw., Kontaktfähigkeit, Misserfolgstoleranz, Affekt, Schwingungsfähigkeit, Kritisierbarkeit, Selbstvertrauen, Selbstausdruck

Mögliche ICF-Einordnung:
- **b152 Emotionale Funktionen** als „spezifische mentale Funktionen, die im Zusammenhang mit Gefühlen und den affektiven Komponenten von Bewusstseinsprozessen stehen". Ebenso werden Schwingungsfähigkeit, Situationsangemessenheit und affektive Kontrolle in diesem Zusammenhang benannt.
- Auf der Aktivitätenebene kann unter dem Merkmal **d7202 Verhalten in Beziehungen regulieren** dokumentiert werden. Es bezieht sich auf das Äußern sozial angemessener Gefühle und Impulse sowie auf die Regulation verbaler und physischer Aggressionen.

Kriterien zur Beurteilung/Diagnostik/Befundung

↑	Gefühle werden adäquat geäußert, auch bei wechselnder Stimmungslage wird ein angemessenes Verhalten gezeigt, es ist eine Bandbreite von Affekten vorhanden, Schwingungsfähigkeit, oder erscheint meistens ausgeglichen
↗	Gefühle werden meistens adäquat geäußert, zeigt die vollständige Bandbreite angemessenen Affekts
→	Gefühle werden bisweilen und dann in noch adäquater Form geäußert, Person hat ihre Gefühle unter Kontrolle, und/oder manchmal stärkere Gefühlsäußerungen wie Gereiztheit, Aggressivität für kurze Phasen
↘	Schwierigkeiten, Gefühle adäquat zu äußern, verflachte Gefühle, begrenzte Schwingungsfähigkeit, abrupter, schneller Wechsel von Stimmungslagen, fragwürdige Übereinstimmung der Emotionen mit dem Kontext, Neigung zu Aggressivität oder manchmal feindselig
↓	Keine adäquate Äußerung von Gefühlen, mangelnde oder übertriebene Äußerung, schwingungsarm, emotionale Ausbrüche, Starre, zunehmende Unruhe oder Aggressivität

Mögliche Fragestellungen, die bei der Befundung hilfreich sein können:
- Sind die geäußerten Gefühle der Situation angepasst?
- Sind bestimmte Gefühlsäußerungen situationsbedingt?
- Gibt es auslösende Faktoren?
- Stimmen Gefühlsausdruck und Verhalten überein?
- Wie stellen sich Mimik und Gestik dar?
- Wie ist die vorwiegende Stimmungslage?
- Wird die Person von Gefühlen überwältigt?
- Inwieweit werden soziale Handlungen oder Arbeitsprozesse beeinträchtigt?
- Welche Gefühle können geäußert werden? Z. B. Trauer, Wut, Freude, Ärger, Erfolg ...?
- Werden Gefühle eher unterdrückt?
- Wie wird Kritik vorgebracht?
- ____________________
- ____________________
- ____________________

Fähigkeiten oder Defizite in diesem Bereich lassen sich beispielsweise in folgenden Situationen gut beobachten oder befunden:
- Gruppensituationen
- Gespräche
- Tagesform/Tagesschwankungen beobachten
- Umgang mit Misserfolgserlebnissen
- Annehmen von Lob oder Kritik
- Verhaltensbeobachtung in z. B. Konfliktsituationen
- ____________________
- ____________________
- ____________________

Eigeninitiative

Definition:
Eigeninitiative ist die Fähigkeit, aus sich selbst heraus mit einer Betätigung/Arbeit zu beginnen, dabei eigeninitiativ zu planen, Entscheidungen zu treffen und selbstständig für die Lösung von Problemen zu sorgen.

Unter diesem Begriff sind u. U. auch folgende Unterpunkte oder Querverweise zu berücksichtigen: Entscheidungsfähigkeit, Antrieb, Problemlösen, Selbstständigkeit, Arbeitsplanung, Handlungsinitiation, Motivation, Werte, Interessen, Selbstbild (Volition), Spontanität in Handlungen

Mögliche ICF-Einordnung:

- **b164 Höhere kognitive Funktionen** bezieht sich auf die komplexen kognitiven Prozesse, die zur Ausführung von Handlungen erforderlich sind. Inklusive **b1300 Ausmaß der psychischen Energie** eignet es sich, um das funktionelle Leistungsvermögen bezogen auf das Initiieren von Handlungen oder auch das Bewältigen von Störungen zu erfassen.
- **d2102** und **d2202** sind geeignet, um auf der Aktivitätenebene zu dokumentieren, ob Einzel- oder Mehrfachaufgaben unabhängig übernommen werden können.

Kriterien zur Beurteilung/Diagnostik/Befundung

↑	Sehr aktive und selbstständige Bewältigung von Aufgaben, benötigt keine Hilfe zur Handlungsinitiation, kümmert sich selbst um notwendige Unterstützungen, Probleme werden aktiv angegangen und effektiv bewältigt, eigene Ideen werden mit eingebracht, die Aktivität wird gestaltet, für die Zielerreichung wird gearbeitet
↗	Aufgaben werden eigeninitiativ begonnen, aktives Heranziehen von Hilfen z. B. zur Problembewältigung, deutlich selbstbestimmte Herangehensweise, klare Richtung, engagiert sich auch, wenn es schwierig wird
→	Wird bei bekannten Aufgaben/Aktivitäten selbst aktiv und kümmert sich um Planung und Organisation, benötigt insbesondere bei neuen Aufgabenstellungen manchmal Unterstützung und Ermutigung, um aktiv zu werden, die Handlung zu initiieren, gestaltet den Arbeitsablauf noch weitgehend selbstständig
↘	Aufgaben werden nur nach Aufforderung übernommen, Probleme werden nicht aktiv bewältigt, häufige Anstöße notwendig, z. B. Hemmungen durch Unsicherheit, Schwellenängste bei neuen Tätigkeiten, schnelles Verflachen eigener Aktivität und/oder ergreift übermäßig die Initiative, grenzüberschreitend, oder wird nur im Rahmen ganz bestimmter Aufgaben aktiv, besteht auf eigenen Vorgehensweisen usw.
↓	Ist auf Anleitung und/oder Begleitung angewiesen, Handlungen werden nicht selbstständig initiiert, grundsätzlich zögerlich, und/oder ergreift in unangemessenem Maß die Initiative, ungerichtete Aktivität, benötigt äußere Strukturierung, um das Handeln zu ordnen, wählt selbst keine Ziele, wird initiativ, um eigene Grundbedürfnisse zu befriedigen

Mögliche Fragestellungen, die bei der Befundung hilfreich sein können:

- Verfügt die Person über erforderliche Kenntnisse, um eigeninitiativ tätig zu werden? Z. B. Räume, Materialien, Technik
- Ist die Eigeninitiative abhängig von der persönlichen Interessenlage?
- Zeigt sich die Person bei bestimmten Tätigkeitsinhalten aktiver als bei anderen?
- Gibt es Anzeichen von Überforderung?
- Weiß die Person, dass Eigeninitiative erwartet wird, oder zeigt sie sich überangepasst und tut nur, was man ihr sagt?
- Was hemmt sie u. U. in der Eigeninitiative?
- Kümmert sich die Person aktiv um einen reibungslosen Ablauf ihrer Arbeit?
- Ist die Person fähig, eigene Wahlen unter Berücksichtigung von Normen und Werten zu treffen?
- Können eigene Ziele für Betätigungen gesetzt werden?
- ____________________
- ____________________
- ____________________

Fähigkeiten oder Defizite in diesem Bereich lassen sich beispielsweise in folgenden Situationen gut beobachten oder befunden:

- Selbstständige Ausführung bekannter Tätigkeiten
- Neuartige Aufgabenstellungen
- Leittextaufgaben
- Arbeiten nach schriftlichen Arbeitsanleitungen
- Interessenorientierte Arbeiten, Wahlmöglichkeiten
- Organisatorische Aufgabenbewältigung im Rahmen industrieller Tätigkeiten, z. B. für Material und Fortlauf der Arbeit sorgen
- Handlungsspielräume auch durch eine gewährende therapeutische Grundhaltung ermöglichen
- Gruppenaufgaben
- ____________________
- ____________________
- ____________________

Antrieb

Definition:
Antrieb ist die Fähigkeit, die zur Erfüllung der geforderten Arbeitstätigkeit notwendige psychische und physische Energie bereitstellen zu können (nach MELBA).

Unter diesem Begriff sind u. U. auch folgende Unterpunkte oder Querverweise zu berücksichtigen: Eigeninitiative, Volition (Motivation, Interesse, Werte), Ausdauer, Arbeitstempo, Durchhaltevermögen, Kondition, Fitness

Mögliche ICF-Einordnung:
- **b1300 Ausmaß der psychischen Energie**

Kriterien zur Beurteilung/Diagnostik/Befundung

↑	Völlig unabhängig von äußerer Stimulation, wird selbst initiativ, dabei zügige Arbeitsausführung, zeigt einen konstanten Antrieb bei unterschiedlichsten Anforderungen, hält einen angemessenen Energieaufwand aufrecht, konstantes Tempo
↗	Nur sehr selten auf äußere Stimulation angewiesen, arbeitet zielstrebig, geordnet, zeigt Eigeninitiative, kann im geforderten Maß die nötige Energie auch über längere Zeiträume aufbringen, gleichmäßig
→	Bedingt auf äußere Stimuli angewiesen, wird zielstrebig tätig, zeigt Schwankungen des Tempos und des Durchhaltevermögens, kann dies jedoch noch der Arbeit anpassen, schwankende Effektivität, ermüdet leicht oder ruhelos
↘	Muss häufig aktiviert werden oder setzt in der Regel zu viel Energie ein, das Handeln zeigt keine Konstanz, Schwankungen z. B. zwischen gehetzt, getrieben oder mechanischem Handeln, „Versanden“ der Tätigkeiten, wenig Effektivität der Arbeit oder mangelnde Qualität durch unangepasstes Tempo
↓	Antriebsarm, lethargisch, auf äußere Stimuli angewiesen, Energie kann nur sehr kurzzeitig aufrechterhalten werden oder rastlos, unbeständig, kein zielgerichtetes Handeln, schnelle Wechsel zwischen den „Extremen“, unfallgefährdet

Mögliche Fragestellungen, die bei der Befundung hilfreich sein können:

- Wird die Arbeit selbstständig aufgenommen?
- Wird eine Aufgabe bis zum Ende durchgeführt?
- Wie ist die Arbeitskonstanz?
- Sind häufige Aufforderungen zur Wiederaufnahme der Arbeit erforderlich?
- Wird die Arbeit nach Unterbrechungen selbstständig wieder aufgenommen?
- Zeigt sich unruhiges, gehetztes Verhalten?
- Ist der Antrieb von der Art der Aufgabenstellung abhängig?
- Sind Tagesschwankungen zu verzeichnen?
- Kann der Antrieb entsprechend der Aufgabenstellung variiert werden? Z. B. Phasen zügiger Arbeit im Gegensatz zur Notwendigkeit bewusst langsam und sehr sorgfältig zu arbeiten
- Ist der Antrieb bei Team- und Gruppenarbeiten anders?
- Wie sind die Nebenwirkungen von Medikamenten zu berücksichtigen?
- Wie sind die Bewegungen einzuschätzen, z. B. Gehgeschwindigkeit usw.?
- Wie ist die Vigilanz (Wachheitsgrad) zu beurteilen?

- __________
- __________
- __________

Fähigkeiten oder Defizite in diesem Bereich lassen sich beispielsweise in folgenden Situationen gut beobachten oder befunden:

- Verhaltensbeobachtungen im Rahmen vielfältiger Betätigungsangebote
- Gruppenarbeiten in serieller/fraktionierter Form mit der Anforderung der Zuarbeit
- Arbeiten z. B. an Maschinen, die ein Maß an Antrieb fordern, z. B. Arbeiten an der Dekupiersäge
- Aufgaben mit alltäglichem Charakter, z. B. Küchenarbeit, Putzen o. Ä.
- Aufgaben mit monotonem, repetitivem Charakter

- __________
- __________
- __________

Erlebnisfähigkeit

Definition:
Erlebnisfähigkeit beschreibt die Fähigkeit, Gefühle, Stimmungen und Aktivitäten differenziert erleben und sich daran angemessen beteiligen zu können.

Unter diesem Begriff sind u. U. auch folgende Unterpunkte oder Querverweise zu berücksichtigen: Verschiedene Gefühlsqualitäten (z. B. Trauer, Stolz, Wut, Ärger, Freude usw.), verschiedene Stimmungen (z. B. Entspannung, Lebhaftigkeit, Fröhlichkeit, Stress, Zeitdruck, Konflikt, Feierabend), Schwingungsfähigkeit, Gefühlsausdruck, Selbstwahrnehmung

Mögliche ICF-Einordnung:
- **b152 Emotionale Funktionen** erwähnt viele verschiedene Gefühlsqualitäten als mentale Funktion.

Kriterien zur Beurteilung/Diagnostik/Befundung

↑	Erlebt Situationen der Qualität entsprechend, emotional beteiligt, kann Gefühle anderer wahrnehmen und eigene adäquat äußern, kann sich auf verschiedene Aktivitäten einlassen
↗	Erkennt die Situationen adäquat, kann sich auf vieles einlassen, emotional beteiligt, hält sich selbst u. U. im Ausdruck eher zurück, ist jedoch aufmerksam beteiligt
→	Erkennt Situationen noch adäquat, eher unbeteiligt, lehnt zeitweise Aktivitäten ab, kann sich nicht auf alle Qualitäten einlassen, kann zur Beteiligung ermutigt werden und profitiert dann deutlich
↘	Wirkt nur selten emotional am Geschehen beteiligt, reagiert nicht immer der Situation angemessen, lehnt insbesondere neue Erfahrungen ab
↓	Auch in eindeutigen Situationen keine oder kaum emotionale Beteiligung, auf sich bezogen, nimmt wenig Anteilnahme am äußeren Geschehen oder mangelnde Abgrenzung, die eigene Stimmungslage kippt, z. B. spontan bei entsprechender Veränderung des Umfeldes

Mögliche Fragestellungen, die bei der Befundung hilfreich sein können:

- Wie erlebt die Person verschiedene Situationen?
- Wie ist der Gefühlsausdruck?
- Wie ist das Verhalten in neuen, unbekannten Situationen oder in vertrauter, gleichbleibender Umgebung?
- Inwieweit beteiligt sie sich an angebotenen Aktivitäten?
- Können verschiedene Qualitäten erlebt werden? Oder ist das Erleben auf bestimmte Bereiche beschränkt, z. B. Misserfolg oder Freude?
- Wie reagiert die Person auf die Gruppe und ihre Stimmungen?
- Unter welchen Bedingungen ist sie in der Lage, Emotionen auszudrücken, sich selbst in ein Geschehen mit einzubringen?
- Werden Situationen adäquat interpretiert und erlebt? Z. B. Konflikte, Kritik usw.
- Gelingt eine Abgrenzung zum Erleben anderer, z. B. der „depressive Kollege" oder die „euphorische Nebensitzerin"?
- Wie reagiert die Person in bestimmten Situationen, z. B. Spannungen innerhalb einer Gruppe?
- ____________________
- ____________________
- ____________________

Fähigkeiten oder Defizite in diesem Bereich lassen sich beispielsweise in folgenden Situationen gut beobachten oder befunden:

- Verhaltensbeobachtung in den Bereichen Arbeit, Freizeit, Wohnen usw.
- Teilnahme an Gruppenaktivitäten/Projekten
- Außenaktivitäten, wie z. B. Besuch von Veranstaltungen
- Pausensituationen
- Angebot von eindeutig geprägten Aktivitäten, z. B. Entspannung, Musizieren, Tanzen, Aufgaben mit Zeitdruck, Spiele, Theater usw.
- Reflexionsgespräche
- ____________________
- ____________________
- ____________________

Ich-Stärke

Definition:
Ich-Stärke meint die Fähigkeit, sich als eigenständige Person mit individuellen Merkmalen, wie z. B. Stärken, Grenzen, Interessen, Meinungen, Gefühlen, wahrnehmen und abgrenzen zu können.

Unter diesem Begriff sind u. U. auch folgende Unterpunkte oder Querverweise zu berücksichtigen: Selbstwahrnehmung, Selbstwert, Selbstbewusstsein, Selbstvertrauen, Beeinflussbarkeit, Anpassung, Durchsetzung, Wahnerleben im Rahmen von Psychosen, Selbstbild, Werte

Mögliche ICF-Einordnung:
- **b11420 Orientierung zum eigenen Selbst** wird als mentale Funktion in der ICF benannt.

Ggf. sind die hemmenden oder fördernden Aspekte der Ich-Stärke gut als personbezogener Faktor zu dokumentieren.

Kriterien zur Beurteilung/Diagnostik/Befundung

↑	Bringt die eigene Persönlichkeit angemessen und deutlich in den Arbeits- oder Therapierahmen ein, vertritt z. B. eigene Meinungen und Interessen, kann konstruktiv kritisieren usw.
↗	Präsentiert deutlich die eigene Persönlichkeit mit z. B. differenzierter Selbstwahrnehmung und Abgrenzung
→	Kann zeitweise die eigenen Belange vertreten und einbringen, oder ist zeitweise z. B. beeinflussbar, nimmt sich stark zurück, kann sich nicht immer gut abgrenzen
↘	Präsentiert sich in der Regel instabil, passt sich z. B. überdurchschnittlich an, ist beeinflussbar oder setzt eigene Belange unangemessen durch, wenig Kompetenz für die eigene Person, undifferenzierte Selbstwahrnehmung
↓	Verfügt nicht über ein klares Bild der eigenen Person, passt sich immer stark an oder ist starr auf Befriedigung eigener Grundbedürfnisse bezogen, kann keine eigenen Interessen formulieren oder fühlt sich z. B. fremd beeinflusst

Mögliche Fragestellungen, die bei der Befundung hilfreich sein können:

- Worüber wird die eigene Person/Persönlichkeit definiert?
- Wie differenziert sind Selbstwahrnehmung und Wahrnehmung der Umgebung?
- Wann und wie werden eigene Interessen, Meinungen usw. eingebracht und vertreten?
- Wie präsentiert sich die Person in Gruppensituationen?
- Ist die Fähigkeit zur Abgrenzung vorhanden?
- Können Vorlieben und Abneigungen benannt werden?
- Existieren klare eigene Vorstellungen über die Gestaltung des eigenen Lebens oder auch der beruflichen Perspektive?
- Ließ das bisherige soziale Umfeld die Entwicklung einer eigenen Persönlichkeit in angemessenem Rahmen zu?
- Ist die Wahrnehmung der eigenen Person durch z. B. psychotische Symptomatik oder Intelligenzminderung eingeschränkt oder beeinflusst?
- ______________________________
- ______________________________
- ______________________________

Fähigkeiten oder Defizite in diesem Bereich lassen sich beispielsweise in folgenden Situationen gut beobachten oder befunden:

- Gesprächssituationen
- Arbeitsrelevante Absprachen, Planungen
- Teamgespräche, Teamarbeit
- Interessenchecklisten, Interviews
- Gruppensituationen, Projektarbeiten
- ______________________________
- ______________________________
- ______________________________

Interesse

Definition:
Interesse ist die geistige Anteilnahme und Aufmerksamkeit an bzw. für bestimmte Aufgaben und Aktivitäten.

Unter diesem Begriff sind u. U. auch folgende Unterpunkte oder Querverweise zu berücksichtigen: Neugierde, aktives oder passives Interesse, Antrieb, Eigeninitiative, Ausdauer, Volition (Selbstbild, Werte, Interessen), Freude an Betätigung

Mögliche ICF-Einordnung:

- **b1264 Offenheit gegenüber neuen Erfahrungen** als Aspekt der Funktionen von Temperament und Persönlichkeit.
- **b130 Funktionen der psychischen Energie und des Antriebs** erfasst den Aspekt der Aufrechterhaltung von wachem Interesse, das nachhaltige Streben innerhalb der Handlung.
- **d920 Erholung und Freizeit** meint auch die Verfolgung von Interessen in der Freizeit, z. B. in Form eines Hobbys.

Das Ausmaß und die Wechselwirkung vorhandenen Interesses an Aktivitäten in verschiedenen Lebensbereichen lässt sich auch über die personbezogenen Faktoren erfassen und dokumentieren.

Kriterien zur Beurteilung/Diagnostik/Befundung

↑	Zeigt ein hohes Maß an Einsatz und Eigeninitiative, ist wissbegierig und hinterfragt Details, arbeitet mit Freude an der Aufgabe, hält das Interesse konstant aufrecht, engagiert sich voll bei Betätigungen, begeistert, neugierig
↗	Das Interesse an Aufgaben lässt sich wecken, stellt interessierte Fragen, zeigt Interesse, den Aufgaben- und Kompetenzbereich zu erweitern und verhält sich gegenüber neuen Aufgaben in der Regel aufgeschlossen, bekundet Vergnügen und Zufriedenheit
→	Benötigt deutliche Anstöße von außen, um sich einer Aufgabe mit Interesse zuzuwenden und/oder Interessen werden nicht konstant verfolgt, können jedoch benannt werden, wenig eigene Meinung zu Betätigungen, wirkt eher angepasst
↘	Wenig neugierig, verliert trotz Unterstützung schnell das Interesse an der Aufgabe und/oder Interesse kann nur kurzzeitig aktiviert werden, und/oder das eigene Handeln ist stark interessengebunden, lehnt z. B. Aufgaben ab, die das eigene Interesse nicht finden, Schwierigkeiten, Interessen zu identifizieren, zwiespältig bei Wahl von Betätigungen
↓	Ist desinteressiert an verschiedenen Angeboten oder zeigt anfänglich Interesse für alles, verliert dieses aber nach kurzer Zeit, teilnahmslos, verweigert Vorschläge, Verfolgung passiver Interessen wie z. B. Fernsehen, aber ohne Engagement

Mögliche Fragestellungen, die bei der Befundung hilfreich sein können:

- Ist eine Definition eigener Interessen möglich?
- Welche Interessen gibt es im Arbeits- und Privatleben, und werden sie verfolgt?
- Welche Interessen waren früher vorhanden? Gibt es einen Interessenverlust?
- Welches grundsätzliche Interesse am Arbeitsbereich liegt vor?
- Durch welche Faktoren kann Interesse geweckt werden?
- Ist das vorhandene Interesse eher oberflächlich oder auf Details bezogen?
- Gibt es bevorzugte Interessengebiete/Betätigungsfelder?
- Werden angebotene Informationsquellen genutzt?
- Können Arbeitsaufgaben auch ausgeführt werden, wenn sie nicht den eigenen Interessen entsprechen?
- Werden bevorzugt solitäre, gesellige, passive oder aktive Interessen verfolgt?
- Entsprechen die vorhandenen Fähigkeiten/Fertigkeiten und Umweltfaktoren den Wünschen, Interessen zu verfolgen?

- ______________________________
- ______________________________
- ______________________________

Fähigkeiten oder Defizite in diesem Bereich lassen sich beispielsweise in folgenden Situationen gut beobachten oder befunden:

- Möglichst selbstständige Erarbeitung von Arbeitsaufträgen
- Freie Wahl von Aufgaben oder Teilnahme an Projekten
- Lernangebote
- Freizeitgestaltung
- Gruppengespräche/Diskussionen zu bestimmten Themen
- Durchführung der Interessencheckliste (MOHO)
- Beobachtungen zur Volition und zur Motivation für Betätigung, z. B. über Volitional Questionnaire (MOHO), MOHOST (Model of Human Occupation Screening Tool)
- Angebote an Informationsmaterial/Literatur
- Internetrecherche zu vorgegebenen Themen
- Erhebung beruflicher Interessen, z. B. über einen Berufsinteressentest, Informationsmaterial der Arbeitsagentur

- ______________________________
- ______________________________
- ______________________________

Misserfolgstoleranz

Definition:
Misserfolgstoleranz ist die Fähigkeit, sich einer Aufgabe auch dann zuwenden zu können, wenn ihre Erfüllung nicht gesichert ist und/oder bereits Frustration und Misserfolge mit der Aufgabe einhergingen (teilw. MELBA).

Unter diesem Begriff sind u. U. auch folgende Unterpunkte oder Querverweise zu berücksichtigen: Frustrationstoleranz, Ausdauer, Ehrgeiz, Anspruch, Problemlösen, Selbstvertrauen, Selbsteinschätzung, Bewältigungsstrategien

Mögliche ICF-Einordnung:
- **b1268 Funktionen von Temperament und Persönlichkeit, anders bezeichnet.** Den Begriff der Misserfolgstoleranz oder Frustrationstoleranz bzw. die Bewältigungsstrategien zur Überwindung von Misserfolgen benennt die ICF nicht. Die ICF sieht jedoch ausdrücklich vor, dass sie begrifflich ergänzt werden kann, wenn sinnvoll und notwendig. Eine Einordung in diesen Funktionsbereich erscheint dabei sinnvoll (vgl. dazu ICF Praxisleitfaden 4, Seite 27–28).

Alternativ wäre eine Beschreibung unter personbezogenen Faktoren möglich, da die „Bewältigungsstile" einer Person hier ausdrücklich erwähnt werden.

Kriterien zur Beurteilung/Diagnostik/Befundung

↑	Kann Tätigkeiten verrichten, die bei wertlosem Arbeitsergebnis eine erneute Zuwendung über einen längeren Zeitraum erfordern und zeigt bei erneuter Bearbeitung ein hohes Maß an Engagement, trägt auch Entscheidungen von Gruppen mit, wenn diese deutlich anders aussehen als selbst erwartet oder gewünscht, bewahrt dabei die emotionale Stabilität
↗	Kann sich bei wertlosem Arbeitsergebnis erneut der Aufgabe zuwenden, zeigt Engagement, gibt nicht auf, verliert auch bei größeren oder länger anhaltenden Schwierigkeiten (z. B. Maschine defekt, Fehler noch nicht gefunden) nicht die Geduld (DLM), reagiert emotional angemessen
→	Versucht mehrmals das Arbeitsergebnis zu erreichen, wendet sich der Aufgabe auch nach Frustration wieder zu, wenn dies mit keinem erheblichen Aufwand verbunden ist, benötigt dabei gelegentlich Unterstützung, manchmal emotional instabil, nimmt Misserfolge realistisch wahr
↘	Kann sich mit Unterstützung erneut einer Aufgabe zuwenden, nur bei geringem erforderlichen Aufwand, zeigt wenig eigenes Engagement die Aufgabe zu bewältigen, gibt auf, reagiert empfindlich bei Misserfolgen, emotional instabil, erkennt nur deutliche Misserfolge
↓	Reagiert verzweifelt, hilflos auf Misserfolge und/oder gibt auf, verweigert erneute Versuche auch bei geringem Aufwand und vorhandener Unterstützung, erkennt Misserfolge nicht

Mögliche Fragestellungen, die bei der Befundung hilfreich sein können:

- Wie reagiert die Person bei Misserfolg?
- Welche Lösungsstrategien werden angewandt?
- Was wird als Misserfolg empfunden?
- Werden Misserfolge erkannt?
- Kann aus Misserfolgen gelernt werden?
- Wie hoch ist die Anspruchshaltung der Person?
- Kann persönliches von z. B. technischem „Versagen" getrennt werden?
- Welche Strategien werden eingesetzt, um Misserfolge zu vermeiden?

- ______________________________
- ______________________________
- ______________________________

Fähigkeiten oder Defizite in diesem Bereich lassen sich beispielsweise in folgenden Situationen gut beobachten oder befunden:

- Handwerkliche Aktivitäten/Aufgabenstellungen
- Einzelarbeit in der Gruppe (Vergleichbarkeit untereinander)
- Freie Aufgabenwahl ohne Anleitung, kreativer Art
- Arbeiten nach Modell
- Lernsituationen, z. B. Bewältigen neuer Arbeitsaufgaben
- Erlernen neuer Fertigkeiten, insbesondere mit Übungsbedarf, z. B. Tipptrainer, Laubsägen, Nähmaschine

- ______________________________
- ______________________________
- ______________________________

Motivation

Definition:
Motivation ist der Motor für Tätigkeiten. Sie wird beschrieben als die innere eigene Einstellung, die Hinwendung zu einer Tätigkeit auslöst. Sie ist zielgerichtet und wird durch Ausdauer und Intensität geprägt.

Unter diesem Begriff sind u. U. auch folgende Unterpunkte oder Querverweise zu berücksichtigen: Arbeitsmotivation hat Einfluss auf die inhaltliche Ausrichtung des arbeitsbezogenen Verhaltens und auf die Zeitdauer des Arbeitsverhaltens, vgl. Volition (Werte, Interessen, Selbstbild)

Mögliche ICF-Einordnung:
Die Motivation lässt sich als mentale Funktion **b1301 Motivation** über die ICF erfassen. Diese Einordnung empfiehlt sich insbesondere vor dem Hintergrund ggf. vorliegender krankheitsbedingter Störungen.
Ist die Motivation ausgeprägt oder schwach aufgrund z. B. persönlicher Einstellungen, Werte, Charaktereigenschaften, empfiehlt sich eine Beschreibung im Rahmen der **personbezogenen Kontextfaktoren.**

Kriterien zur Beurteilung/Diagnostik/Befundung

↑	Ist überdurchschnittlich und konstant motiviert, unabhängig von der Aufgabenstellung
↗	Zeigt angemessene Motivation, Vorlieben und Abneigungen werden deutlich, kann sich jedoch allen Aufgaben zuwenden
→	Ist mäßig motiviert, die Motivation unterliegt Schwankungen und ist von verschiedenen Faktoren abhängig, z. B. von der Art der Aufgabenstellung
↘	Ist häufig unmotiviert und/oder Motivation lässt schnell nach, benötigt immer wieder äußere Anstöße
↓	Zeigt keine oder kaum Motivation für „Arbeit“, ist motiviert, die eigenen Grundbedürfnisse zu stillen, plötzliche Motivationseinbrüche o. Ä.

Mögliche Fragestellungen, die bei der Befundung hilfreich sein können:

- Wie werden neue Aufgaben angegangen?
- Wie ist grundsätzlich die Einstellung zur Therapie, Reha-Maßnahme oder Arbeit?
- Unterliegt die Motivation Schwankungen? Z. B. in Abhängigkeit von Tätigkeit, Tageszeit o. Ä.
- Welche Faktoren spielen eine Rolle, ob eine Tätigkeit ausgeführt wird?
- Welche Werte und Interessen liegen der Motivation zugrunde?
- Werden Fähigkeiten entwickelt, um Interessen zu verfolgen?
- Welche Auswirkungen hat das Selbstbild auf die Motivation tätig zu werden?
- Ist die Person motiviert, jeden Tag teilzunehmen und warum?
- Ist sie leicht zur Arbeit zu bewegen?
- Wodurch kann die Motivation geweckt werden?
- Wann oder durch was wird Zufriedenheit empfunden?
- Welche Grunderwartung bezüglich des eigenen Erfolges bestimmt das Handeln der Person?
- Was führt zur Zufriedenheit?
- Können Ziele im nahfristigen oder längerfristigen Bereich durch die Person benannt werden?
- ____________________
- ____________________
- ____________________

Fähigkeiten oder Defizite in diesem Bereich lassen sich beispielsweise in folgenden Situationen gut beobachten oder befunden:

- Einzel- und Gruppentätigkeiten
- Verschiedene Anleitungsformen anbieten
- Verschiedene Arbeitsformen erproben
- Reflexionsgespräche, Interviews zur Erfassung der Motivationslage
- Teilnahme an „freiwilligen" Angeboten, Aufgaben nach Wahl
- Durchführung von Beobachtungsassessments, z. B. Volitional Questionnaire (VQ), MOHOST
- Interessenbezogene Angebote
- Interessen erfassen, z. B. über Interessenscheckliste
- Vielfältige Handlungsfelder
- ____________________
- ____________________
- ____________________

Nähe und Distanz

Definition:
Nähe und Distanz umschreiben die Fähigkeit, in der Wahrnehmung und im Verhalten das richtige Maß an Nähe und Distanz zu finden und zu zeigen.

Unter diesem Begriff sind u. U. auch folgende Unterpunkte oder Querverweise zu berücksichtigen: Körperliche und soziale Komponenten, z. B. angemessen, distanziertes, vertrauensvolles Verhalten, Körperkontakt zulassen können oder suchen, Respektieren der Privatsphäre anderer, einen angemessenen Sprachstil finden, Gefühle adäquat äußern, sich thematisch passend in eine Gruppe einbringen können, Selbst- und Fremdwahrnehmung, Kontakt zu anderen

Mögliche ICF-Einordnung:
Im Kapitel *Allgemeine interpersonelle Interaktion* finden sich unter **d7105 Körperlicher Kontakt in Beziehungen** und **d7204 Sozialen Abstand wahren** gute Möglichkeiten der Klassifikation.

Kriterien zur Beurteilung/Diagnostik/Befundung

↑	Schätzt vielfältige Situationen in ihrer Bedeutung realistisch ein und reagiert immer adäquat, findet das richtige Maß von Nähe und Distanz im sozialen Kontext
↗	Zeigt in einer Vielzahl von Situationen angemessenen Umgang mit Nähe und Distanz, seltene Abweichungen haben keinerlei negative Auswirkungen auf den Arbeitsprozess und die soziale Umgebung
→	Hat Schwierigkeiten, Situationen richtig einzuschätzen, zeigt manchmal unangemessenes Verhalten, bringt sich z. B. mit unpassenden Gesprächsthemen ein, erkennt nicht schnell genug die Grenzen anderer, nur geringe Auswirkungen auf die Arbeit
↘	Hat deutliche Schwierigkeiten, Situationen richtig einzuschätzen, findet nicht das passende Maß an Nähe und Distanz im Kontakt zu anderen, zeigt häufig unangemessenes Verhalten auf körperlicher oder sozialer Ebene, Arbeitsprozess und soziale Umgebung werden irritiert oder gestört, und/oder erträgt z. B. keine Nähe anderer, zeigt sich überwiegend distanziert
↓	Zeigt meist unangepasstes Verhalten, das korrigiert werden muss, um den Arbeitsprozess aufrechtzuerhalten und/oder andere zu schützen, erkennt oder respektiert die Grenzen anderer nicht, findet kein der Rolle entsprechendes Nähe- und Distanzverhalten

Mögliche Fragestellungen, die bei der Befundung hilfreich sein können:

- Wird die Wirkung des eigenen Verhaltens wahrgenommen?
- In welcher Arbeitsumgebung fühlt sich die Person wohl?
- Kann mit anderen in räumlicher Enge zusammengearbeitet werden?
- Wird Körperkontakt zugelassen oder gesucht?
- Können eigene Grenzen formuliert werden?
- Zeigt sich distanzloses, grenzüberschreitendes Verhalten?
- Wird rollenentsprechend das Verhältnis von Nähe und Distanz im Verhalten variiert?
- Wie geht die Person auf andere zu?
- Welche Formen von Nähe und Distanz sind in der Institution üblich? Z. B. häufiger Körperkontakt in der Arbeit mit Menschen mit Intelligenzminderung
- Welche Bedürfnisse nach Nähe und Distanz bestehen, und werden diese gesehen und berücksichtigt?
- Kann die Person mit dem „Sie“ als Anrede umgehen?
- In welcher Form beteiligt sie sich an Gesprächen oder welche Themen werden in eine Gruppe oder Gesprächssituation eingebracht? (Z. B. unpassend, wenn intime Themen gegenüber fremden Personen thematisiert werden, oder indiskretes Nachfragen usw.)
- Gestaltet die Person das eigene Verhalten auf der Basis eines vorhandenen Rollenskriptes?
- Werden übliche Umgangsformen beherrscht?
- Spielen kulturelle Aspekte bei der Einschätzung eine Rolle?
- ____________________
- ____________________
- ____________________

Fähigkeiten oder Defizite in diesem Bereich lassen sich beispielsweise in folgenden Situationen gut beobachten oder befunden:

- Verhalten am Gruppenarbeitsplatz
- Umgang mit Kolleg:innen, Anleitenden, Therapeut:innen
- Verhalten im arbeitsbegleitenden Rahmen, z. B. Pausensituationen, Sport, Snoezelen
- Gesprächsrunden, Gesprächssituationen
- Verhalten im Wohn- und Freizeitbereich ggf. erfragen
- Verhalten im Erstkontakt
- ____________________
- ____________________
- ____________________

Literatur

ACIS – Forsyth, K., Simon, S., Salamy, M., Kielhofner, G.: The Assessment of Communication and Interaction Skills (ACIS). Das Assessment der Kommunikations- und Interaktionsfertigkeiten. Deutsche Übersetzung: Dehnhardt, B., Dehnhardt, J. Reihe Vita Activa. Idstein: Schulz-Kirchner Verlag, 2011

Bundesarbeitsgemeinschaft für Rehabilitation (BAR) (Hrsg.): ICF-Praxisleitfaden 4, Trägerübergreifende Informationen und Anregungen für die praktische Nutzung der Internationalen Klassifikation der Funktionsfähigkeit, Behinderung und Gesundheit (ICF) bei den Leistungen zur Teilhabe am Arbeitsleben (berufliche Rehabilitation), Frankfurt am Main, 2016

Cogpack – Marker Software. Cogpack Programmpaket Version 7.7. Heidelberg und Ledenburg: März 2006

COPM/CMOP – Law, M., Baptiste, S., Carswell, A., McColl, M., Polatajko, H., Pollock, N.: COPM – Canadian Occupational Performance Measure. Deutsche Übersetzung: Dehnhardt, B., George, S., Harth, A. Reihe Vita Activa. 6., überarbeitete Auflage. Idstein: Schulz-Kirchner Verlag, 2023

DLM – Deutsch, K.H.: Lernwege zur beruflichen Rehabilitation in Werkstätten für Behinderte. 2. Auflage. Detmold: Lebenshilfe, 1984

Föhres, F., Franz D., Hartmann-Sting, T., Kleffmann, A., Riedl, K., Sturtz, A.: MELBA®+Mai (Modul zum Verfahren MELBA®) (Manual) (1. Auflage). Lich: ©Miro GmbH, 2013

HAMET – Dieterich, M., Goll, M., Pfeiffer, G., Tress, J., Schweiger, F., Hartmann, F.: hamet 2 Handlungsorientierte Module zur Erfassung und Förderung beruflicher Kompetenzen. 1. Auflage. Göttingen: Hogrefe, 2001

IC – Matsutsuyu, J.: The Interest Checklist. Amer J Occup Ther. 1967;11:170

IDA – IDA Instrumentarium zur Diagnostik von Arbeitsfähigkeiten. Miro GmbH, www.melba.de

MAST – Manual Abilities Scanning Tests (MAST), Testverfahren zur Ermittlung manueller Geschicklichkeit (MAST, Wilcock 1982)

MELBA – Föhres, F., Kleffmann, A., Müller, B., Weinmann, S.: MELBA Ein Instrument zur beruflichen Rehabilitation und Integration. Siegen: Bundesministerium für Arbeit und Sozialordnung, 1997

MOHOST – Parkinson, S., Forsyth, K., Kielhofner, G., Adler, C., Michel, A.: Das „Model of Human Occupation Screening Tool" (MOHOST). Benutzerhandbuch und Formblatt. Dortmund: Verlag Modernes Lernen, 2005

O-AFP – Wiedl, K.H., Uhlhorn, S.: O-AfP Osnabrücker Arbeitsfähigkeitenprofil. Göttingen: Hogrefe, 2006

OQ – Smith, N.R., Kielhofner, G., Watts, J.: The relationship between volition, activity patterns and life satisfaction in the elderly. Amer J Occup Ther. 1986; 40:278 (Occupational Questionnaire)

OSA – Baron, K., Kielhofner, G., Goldhammer, V., Wolenski, J.: Benutzerhandbuch für das Occupational Self Assessment (OSA). Ein Selbsteinschätzungsinstrument. Deutsche Übersetzung: Reinhartz, S. Reihe Vita Activa. 2., unveränderte Auflage. Idstein: Schulz-Kirchner Verlag, 2018

RC – Oakley, F., Kielhofner, G., Barris, R.: The role checklist: development and empirical assessment of reliability. Occupational Therapy Journal of Research (1986); 6:157

VQ – de las Heras, C.G., Geist, R., Kielhofner, G., Li, Y.: Handbuch zum Volitionsbogen (Volitional Questionnaire). Deutsche Übersetzung: Dehnhardt, B., Dehnhardt, J. Reihe Vita Activa. Idstein: Schulz-Kirchner Verlag, 2009

Weinmann, S. IDA: Instrument zur Diagnostik von Arbeitsfähigkeiten. Siegen: Miro GmbH, 2002

WHO/DIMDI: Internationale Klassifikation der Funktionsfähigkeit, Behinderung und Gesundheit (ICF) der Weltgesundheitsorganisation (WHO), deutschsprachige Fassung [International Classification of Functioning, Disability and Health, 2001]. Genf: World Health Organization, 2005

Index